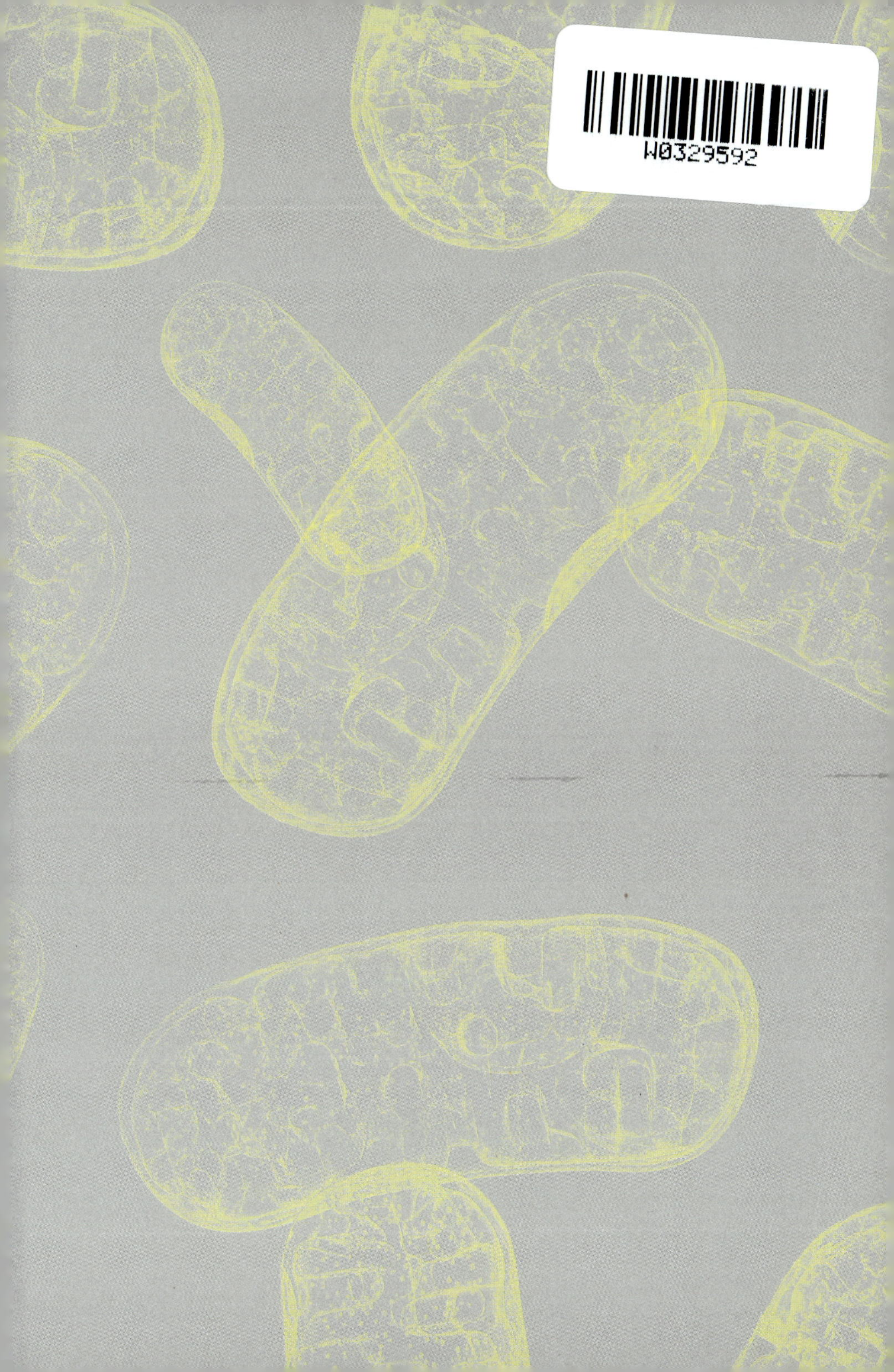

# AB JETZT
# BIOHACKING!

ANDREAS BREITFELD
STEFAN WAGNER

# AB JETZT BIOHACKING!

Ihr QUICKSTART in
ein besseres, längeres,
gesünderes Leben

ecoWING

MIX
Papier aus verantwortungsvollen Quellen
FSC® C014138
www.fsc.org



2. Auflage


Medieninhaber, Verleger und Herausgeber:
Red Bull Media House GmbH
Oberst-Lepperdinger-Straße 11–15
5071 Wals bei Salzburg, Österreich

Cover, Layout und Satz: wir sind artisten
Covermotiv: 3d_man/Shutterstock.com
Autorenillustrationen: Claudia Meitert/carolineseidler.com
Gesetzt aus der Verlag und der NTF-Grand
Printed by Finidr, Tschechien

ISBN: 978-3-7110-0323-2

# INHALT


Einleitung 6

1. Erste Schritte zum Biohacking 10
2. Gesunder Schlaf 22
3. Die Optimierung der anderen 34
4. Basis-Supplement: Magnesium 46
5. Wasserstoff-Wasser und andere Hacks 56
6. Gadgets: Die Biohacking-Tools 66
7. Das ideale Training 78
8. So viel Bewegung wie möglich 92
9. Atmung und Stressresistenz 102
10. Biohacks aus der Natur 114
11. Selbstverantwortung und Gesundheit 126
12. Entspannung und Oxytocin 136
13. Licht und Melatonin 146
14. Abnehmen mit Biohacking 160
15. Eisbaden und Wechselduschen 180
16. Gentests und Lebensstil 190
17. Wissen für Biohacker 202
18. Blutspenden und Apherese 214
19. Beziehungen und Lebensfreude 226

Auf Wiedersehen! 240

Stichwortverzeichnis 242

Die Autoren 244

EINLEITUNG

# Über dieses Buch, über Biohacking und über uns

Fangen wir mit uns an, damit Sie wissen, mit wem Sie es zu tun haben:

**ANDREAS BREITFELD** ist professioneller Biohacker, ja, so was gibt's. »Professioneller Biohacker« zu sein heißt: Andreas lebt davon, dass er Gesundheit und Leistungsfähigkeit seines eigenen Körpers und Geistes optimiert – sozusagen als Referenzprojekt und Machbarkeitsstudie – und dass er anderen dabei hilft, Gesundheit und Leistungsfähigkeit ihres Körpers und Geistes zu verbessern. Andreas arbeitet in München in seinem europaweit einzigartigen Biohacking-Lab, das man sich als Versammlungsort aller genialen, fantastischen und mitunter auch ein wenig wahnsinnigen Tools und Gadgets der Biohacking-Welt vorstellen kann. Darunter ein Standfahrrad, mit dem man in zweimal wöchentlich zehn Trainingsminuten seine Ausdauer trainiert. Ein Gerät, das Wasser in seine »vierte Phase« verdampft, was wissenschaftlich fundiertere Benefits bringt, als das jetzt anmutet. Und natürlich eine zum Eisbad umgebaute Tiefkühltruhe.

**STEFAN WAGNER** ist Amateur-Biohacker. Er verdient sein Geld nicht mit der Optimierung von Gesundheit und Leistungsfähigkeit seines eigenen Körpers und Geistes, sondern gibt einen beachtlichen Teil des Geldes dafür aus, das er als Autor und Inhaber einer Werbeagentur in Wien verdient.

Was Andreas und Stefan gemeinsam haben: Sie sind durch ernsthafte gesundheitliche Herausforderungen in ihren Dreißigern und Vierzigern zum Biohacking gekommen und haben ihre Probleme (zumindest die meisten) besser in den Griff gekriegt, als das die Ärztinnen und Ärzte seinerzeit für möglich gehalten hätten. Außerdem machen sie gemeinsam einen Podcast. Er nennt sich *Die Biohacking-Praxis*, neue Folge jeden Dienstag.

Nun zum Biohacking. Biohacking ist ein ziemlich dynamisch wachsender Trend, wenngleich nicht immer unter diesem Namen. Longevity fällt darunter, also die Beschäftigung mit der Verlängerung des menschlichen

Lebens, Selbstoptimierung (dass Stefan Wagner diesen Begriff aus ganzem Herzen ablehnt, kümmert den Begriff weniger, als dem Stefan lieb wäre), Fitnesstraining, Persönlichkeitsentwicklung, eigenverantwortliche Gesundheitsvorsorge … you name it. Im Kern geht es darum, Dinge zu unternehmen, die der eigenen Gesundheit und der eigenen Leistungsfähigkeit dienen, dem besseren, längeren, auch leichteren Leben, und sich dabei auf eigene Recherchen, das eigene Körpergefühl und auf unsere evolutionäre Prägung zu verlassen. Die Palette der Interventionen reicht vom Barfußgehen auf einer feuchten Morgenwiese übers Bad in einem winterlichen See über die Benutzung einer Infrarotsauna und eines Schlaftrackers bis zum Fasten oder, für Hartgesottene wie den Andreas, Eigenbehandlungen mit Entgiftungsinfusionen, don't try this at home.

Biohacking wächst deswegen so dynamisch, weil es mittlerweile alle Bevölkerungsschichten erreicht. Begonnen hat es mit gesundheitlich geschrotteten Männern in ihren Vierzigern, die mit einer Mischung aus Hauruck und Verzweiflung an ihrer Genesung bastelten. Heute besteht die Biohacking-Szene aus Mittzwanzigern, die aussehen wie Zehnkampf-Olympioniken, aus Ärztinnen, die sämtliche Studien des zentralsten Wissenschaftsportals *pubmed* (*pubmed.ncbi.nlm.nih.gov*) auswendig kennen, und aus Hausfrauen, Hausmännern, Müttern und Vätern, die einige der niederschwelligsten Hacks nutzen, um ihr Leben zu verbessern. Eisbaden zum Beispiel wurde von einem Grund für polizeiliche Spontanmaßnahmen zu einer recht breitenwirksamen Freizeitbeschäftigung.

Wofür Biohacking sonst steht, das erfahren Sie ausführlich, aber unvollständig auf den folgenden 240 Seiten, Sie kriegen da für den Anfang schon einen recht guten Überblick über den Werkzeugkasten.

Dieses Buch wendet sich an Menschen mit Lust an und/oder Bedarf nach einer Verbesserung ihres Gesundheitszustands und/oder ihrer Gesundheit und Lebensqualität.

Das Buch besteht aus 19 Kapiteln. Es eröffnet jeweils Stefan Wagner mit, Sie werden es schnell bemerken, jenem Furor und jener Motivation, zu der nur wahre Amateure in der Lage sind. Es folgt Andreas mit einer ordnenden, einordnenden und sehr an der Praxis orientierten Aufklärung. Die Beiträge von Stefan könnten Ihnen bekannt vorkommen, wenn Sie dem Magazin *carpe diem* folgen, das sich sehr ganzheitlich damit beschäftigt, wie man einfach besser lebt und für das Stefan in jeder Ausgabe eine Kolumne schreibt.

Mission dieses Buches ist, dass Sie sich dem Thema Biohacking in 19 Schritten möglichst leichtfüßig nähern und – ja, das haben wir Autoren uns vorgenommen – dass Sie den einen oder anderen der 112 Tipps und Tricks, die wir für Sie haben, selbst aufgreifen. Es ist kein How-to-Buch, sondern ein Probably-you-want-to-try-Buch. Wenn Stefan da und dort in seinen Beiträgen zum Imperativ greift, dann tut er das aus einer allzu missionarischen Übermotivation heraus, verzeihen Sie ihm das, Amateur, siehe oben.

Sie werden jedenfalls rasch bemerken, wie gut es Ihnen tut, sich um die eigene Gesundheit zu kümmern, und wir versprechen Ihnen: Am Ende des Buchs werden Sie Dinge ausprobiert haben, die Ihnen jetzt undenkbar erscheinen. Man wird Sie für ein bisschen verrückt halten, vielleicht, aber es wird ein Heidenspaß sein.

Wir danken für Ihr Interesse, wünschen Ihnen atemberaubende Erfolge bei der Arbeit an Körper und Geist und viel Freude mit diesem Buch.

ANDREAS BREITFELD

STEFAN WAGNER

# Erste Schritte zum Biohacking

BIOHACKING HEISST, DER CEO DER EIGENEN GESUNDHEIT ZU SEIN.

# SO HACKT DER AMATEUR

## STEFAN WAGNER

Ich bin das, was man einen Biohacker nennt.

Das Wort »Biohacker« lässt sich offenbar so sperrig aussprechen, dass es im Alltagsgebrauch oft abgekürzt wird. Der Einfachheit halber sagen viele »Depperter«.

Das liegt daran, dass ich tue, was ein Biohacker tut: Ich versuche, meinen Körper und meinen Geist besser funktionieren zu lassen, ohne dass die Mehrheitsfähigkeit der dafür nötigen Interventionen eine Rolle spielt.

In der Praxis sieht das so aus: Ich schlafe auf einer wenige Zentimeter dicken Shiatsu-Matte auf dem Boden (evolutionär sind wir harte Unterlagen gewöhnt), liege auf einem Erdungsleintuch (das mich über die Steckdose mit der negativen elektrischen Erdladung verbindet), dusche nach dem Aufstehen fünf Minuten lang kalt (stärkt Willen und Immunsystem, dämpft niederschwellige Entzündungen), reinige die Zunge mit einem ayurvedischen Schaber und spüle den Mundraum zehn Minuten mit einem Esslöffel Kokosöl (nennt man Ölziehen, zieht Toxine wie ein Magnet aus dem Organismus), trinke einen halben Liter abgekochtes Wasser, danach mixe ich Butter, Kokosöl, ein Kokosöl-Extrakt sowie ordentlich Kurkuma in meinen Kaffee (wenn der Körper viel Fett zu sich nimmt und keine Kohlenhydrate, verbrennt er Fett), protokolliere in einem Tagebuch drei Dinge, für die ich dankbar bin (dankbar sein beglückt mein Reptiliengehirn), messe meine Herzratenvariabilität (und damit mein biologisches Alter, heute Morgen war ich 32,4 Jahre alt, mit spätestens 55 will ich unter 30 sein), analysiere Details des Schlafs der vergangenen Nacht (ich habe da einen Ring, der meinen Schlaf misst und den ich wirklich sehr mag) und nehme die ersten 13 Nahrungsergänzungsmittel des Tages ein.

Der Begriff Nahrungsergänzungsmittel ist unzutreffend, denn bis etwa 14 Uhr nehme ich nichts zu mir, was man ergänzen könnte. Wir Biohacker nennen das Auslassen des Frühstücks »intermittierendes Fasten« oder, fortgeschritten, »16/8«. (Noch Fortgeschrittenere sagen »20/4«.)

Tagsüber verhalte ich mich unauffällig, abgesehen davon, dass ich drei weitere Male ein rundes Dutzend Nahrungsmittelergänzungen run-

> **» *Ab dem nächsten Beitrag werde ich versuchen, Ihren inneren Willen zur Selbstoptimierung schrittweise aus dem Unterbewusstsein zu kitzeln. Wir fangen am besten mit der Aktivierung des Darms an.***

terspüle und dass ich unabhängig von äußeren Einflüssen (geschäftlichen Terminen, gesellschaftlichen Verpflichtungen, Regen/Schneefall o. Ä.) Barfußschuhe trage (das Glück des Fußes, natürlich abrollen zu dürfen, kann nicht einmal ein Streusplittkiesel dauerhaft trüben) und versuche, immer ein wenig zu frösteln (stärkt Immunsystem, verbrennt Fett).

Ich trage Wasser bei mir, das ich zu Hause gefiltert habe, selbst gebrauten Kombucha (für die Darmflora, unter uns »Mikrobiom«), in Thermoskannen Grüntee (Polyphenole), Chagatee (Antioxidantien) und selbst gemachte Knochenbrühe (nicht unter 48 Stunden geköchelt, enzymreich) mit einer solchen Menge Ingwer, dass ich die Brühe auf ihrem Weg durch meinen Verdauungstrakt sehr exakt verfolgen kann, eine Art Kontrastmittel sozusagen.

Manchmal bade ich in Bächen oder Seen. Abends setze ich eine orange gefärbte Brille auf, einen sogenannten Blueblocker, um mein Auge vor dem Blaulicht künstlicher Beleuchtung, von Handy oder Fernseher zu schützen (wegen der Melatoninbildung).

Meine Helden heißen Wim Hof und Dave Asprey. Asprey, ein Amerikaner, steht für mich überhaupt im Rang eines Religionsgründers. Er hat den Begriff »Biohacking« geprägt und den Bulletproof Coffee erfunden, wofür er in den Himmel kommen wird, aber nicht so bald. Denn Asprey ist 49 und sagt, er möchte 180 Jahre alt werden. Ob er das schafft, werde ich nie erfahren, denn ich bin jetzt 50, und an seinem 180. Geburtstag bin ich sicher schon ein, zwei Jahre tot.

Das war's einmal grob fürs Erste.

Ab dem nächsten Beitrag werde ich versuchen, Ihren inneren Willen zur Selbstoptimierung schrittweise aus dem Unterbewusstsein zu kitzeln. Wir fangen am besten mit der Aktivierung des Darms an, mit einer kleinen Enzyklopädie des Magnesiums, mit der Wahrheit über Vitamin D oder den schmackhaftesten Insekten-Knabber-Tipps.

Man soll die Leser ja zu Beginn gleich mit den geilsten Themen anfixen.

## SO HACKT DER PROFI

## ANDREAS BREITFELD

So wie der Stefan muss man's nicht machen. Die ersten Schritte in ein besseres Leben gelingen am besten, wenn sie erstens nicht zu groß sind und zweitens nicht zu viele. Und wenn Sie sich drittens einen klugen Verbündeten suchen.

### 1. WIE MAN EINE BIOHACKING-KARRIERE RICHTIG BEGINNT

Wenn ich mir diesen ersten Beitrag von Stefan so durchlese, bin ich mir nicht ganz sicher, ob ich Angst vor dem Mann haben muss oder ob ich ihn ganz liebevoll in den Arm nehmen möchte, ihm über den Kopf streichen und zärtlich zu ihm sagen: »Ist ja alles gar nicht so schlimm, mein Lieber.«

Stefans Neigung zur hyperventilierten Übermotivation ist gar nichts Unübliches, so was begegnet mir oft: Leute beginnen mit dem Biohacking, sie entdecken ungeahnte positive Veränderungen an sich, sie verlieren Gewicht, sie legen Muskelmasse zu, sie schlafen besser, und diverse Wehwehchen verschwinden wie von Zauberhand. Sie glauben, sie haben das Rezept für Lebensglück, Unsterblichkeit und Weltfrieden entdeckt.

Die Leute kippen augenblicklich rein in diesen Kaninchenbau Biohacking, ins »rabbit hole«, wie die Amerikaner sagen, und verirren sich hoffnungslos, verrennen sich in die labyrinthischsten Details, geben wahnsinnig viel Geld für Dinge mit bestenfalls zweifelhaftem Effekt aus und gehen ihrer Umwelt mit einem irren Übereifer enorm auf den Geist. Was der Stefan beschreibt, ist gar nicht so übertrieben, wie es klingt.

## 2. WAS DER COMPUTER UND DER MENSCH GEMEINSAM HABEN

Grundsätzlich geht es beim Biohacking darum, die Kontrolle über die unterschiedlichsten biologischen Prozesse zu erlangen, die in der Summe menschliches Leben heißen.

So weit, so hochtrabend – und zugleich so einfach.

Der Name Biohacking ist tatsächlich ein Verweis zum Computerhacken und geht auf den Amerikaner Dave Asprey zurück. Asprey, in seinem zweiten Leben der Godfather of Biohacking (zum Teil selbst ernannt, verzeihen Sie den Seitenhieb), war in seinem ersten Leben Computer-Millionär. Unter anderem stellte er Google die ersten Server zur Verfügung.

Daves Grundannahme: Der Mensch ist ein komplexes System, ebenso wie ein Computer oder ein Netzwerk. Und wer dieses System verstanden hat, der kann eingreifen – um ihm zu schaden (wie das Hacken ja üblicherweise verstanden wird) oder um seine Funktion zu optimieren. Letzteres versuchen wir.

Biohacking bedeutet also den Versuch, das System Mensch zuerst zu kapieren und es dann durch punktuelle Eingriffe zu optimieren.

## 3. DER ANFÄNGERFEHLER: MESSEN, MESSEN, MESSEN – UND DAS WICHTIGSTE VERGESSEN

Eine frühe Strömung im Biohacking war die sogenannte »Quantified Self«-Bewegung. Das waren Jungs und Mädels, die gefühlt Mitte der 2000er-Jahre damit begannen, mit Schrittzählern, Pulsmessern, Körperfettwaagen, Herzratenvariabilitätsmonitoren und ähnlichen, meist unfreiwillig komischen, weil wahnsinnig sperrigen Dingern ihr Leben zu vermessen. Sie sammelten Daten, wahnsinnig viele Daten, zum Großteil wegen der noch eher unfortschrittlichen Technologie wahnsinnig unzuverlässige Daten, und dann saßen sie da mit einem Berg voller Daten, waren wahnsinnig stolz drauf und hatten nur ein Problem: nämlich keine Ahnung, was mit all diesen Daten anfangen.

(Ich kenne diese Szene ein wenig. Lassen Sie es mich so formulieren: Ich habe in der hintersten Kammer meines Münchner Biohacking-Labs noch ein paar völlig nutzlos gewordene Messgeräte herumliegen, die im Einkauf seinerzeit mehrere Tausend Euro gekostet haben.)

## 4. UNSERE WICHTIGSTE FORMEL: N=1

Was wir heute tun, weil wir schlauer sind: Wir messen. Dann intervenieren wir. Dann messen wir wieder. Wir machen das, was man als die kleinste Einheit der wissenschaftlichen Studie bezeichnen könnte.

»n = 1« nennen wir das. n bezeichnet in Studien die Zahl der Teilnehmer, und das »1« sind wir – Sie, ich, der Stefan. Als Biohacker sind wir selbst Studienleiter und Studienobjekt unserer eigenen großen Lebensstudie.

Während eine herkömmliche wissenschaftliche Studie einen objektiven Durchschnitt von möglichst vielen Menschen abbildet, gehen wir vom subjektiven Ergebnis unserer Selbstversuche aus. Wir halten das für eine überlegene Form der Wahrheitsfindung, denn:

Was hilft es Ihnen, wenn Sie wissen, dass diese oder jene Intervention – wissenschaftlich belegt – zu 78,4 Prozent bei Ihnen wirkt?

Was tun Sie, wenn Sie zu den 21,6 Prozent gehören?

Groß angelegte, Millionen Euro teure Studien sind unglaublich wertvoll, großartige Richtlinien. Aber sie sind nicht mehr als eine Art Kompass, der Ihnen sagt, wo Norden ist und wo Osten. Welcher Weg jedoch der richtige für Sie ist, das müssen Sie selbst herausfinden. Und dabei hilft, richtig: n = 1.

## SO FINDEN SIE DEN RICHTIGEN ARZT

**Der einfachste Weg ist ein Blutbild.** Suchen Sie sich eine Handvoll unkritischer Laborwerte, die heutzutage jeder Arzt, der in den letzten 20 Jahren eine Uni von innen gesehen oder in den letzten 30 Jahren eine Fortbildung besucht hat, als interessant oder diskussionswürdig ansieht.

Ihr Vitamin-D-Spiegel ist ein wunderbares Einstiegsthema. Ein Arzt, der heutzutage einen Vitamin-D-Test noch verweigert, der hat wirklich die letzten 30 Jahre im Weinkeller zugebracht und die Tür nach außen nie geöffnet. Verabschieden Sie sich augenblicklich von ihm.

Dann Kalium, Magnesium, Natrium, ganz banal, die wichtigsten Mineralstoffe im Blut anschauen, die Werte besprechen. Wenn das klappt, wenn Sie alles verstehen, was der Arzt sagt, wenn Sie daraus wertvolle Anregungen mitnehmen: gutes Zeichen. Wenn nicht: auf Wiedersehen, Herr Doktor.

Ab einem gewissen Alter finde ich persönlich auch Schilddrüsenwerte sehr spannend, sprich T3, T4, freies TSH. Die Schilddrüse beziehungsweise deren Fehlfunktionen spielen bei fast einem Drittel meiner Klienten eine entscheidende Rolle.

Beim Mann möchte ich definitiv auch Testosteron und SHBG sehen, das sexualhormonbindende Globulin, woraus man dann auch das freie Testosteron berechnen kann. Und dann vielleicht noch Cholesterin, HDL, LDL. Das sind sehr einfache, grundlegende Einstiegstests für das Verhältnis zwischen einem angehenden Biohacker und einem Arzt, der ihn begleiten darf.

Die Laborwerte, die wir jetzt gerade besprochen haben, sind, auch das sei noch gesagt, zumindest in Deutschland allesamt Kassenleistungen.

## 5. VOR ALLEM KOMMT DAS »SELBST-«

Ja, Biohacking bedeutet Selbstexperimente, Selbstbeobachtung, und es bedeutet vor allem Selbstverantwortung. Ich formuliere es immer so: »Biohacking heißt, der CEO der eigenen Gesundheit zu sein.«

Das klingt jetzt einigermaßen anstrengend, und es klingt abenteuerlich, anmaßend, maßlos selbstüberschätzend, zumindest wenn Sie Ihren Hausarzt fragen. Er hat, ich darf's vorwegnehmen, unrecht.

Ihr persönliches n = 1-Projekt beginnen Sie mit sehr niederschwelligen Versuchen. Zum Beispiel, wie Sie auf diese oder jene Magnesiumform reagieren, ob Ihnen -citrat oder -bisglycinat besser bekommt (wahrscheinlich beides, Magnesiumbisglycinat ist ein wenig teurer und setzt kein Histamin frei). Ob Ihnen eine kalte Dusche am Morgen guttut (sehr wahrscheinlich: ja, sogar enorm). Wie sehr Sie davon profitieren, morgens für 10 bis 20 Minuten ins Sonnenlicht zu gehen, hin und wieder zu hungern, zu frieren und zu schwitzen, Ihre Einnahme von raffiniertem Zucker zu reduzieren, zu regelmäßigen Zeiten schlafen zu gehen, nach 15 Uhr keinen Kaffee mehr zu trinken (auch hier kann ich das sehr wahrscheinliche Ergebnis Ihres n = 1-Projektes vorwegnehmen: All das wird Ihr Leben spürbar verbessern).

Das eine ausprobieren, das andere ausprobieren, sich selbst beobachten, Erkenntnisse gewinnen. So werden Sie schrittweise gesünder, bewusster, klüger.

## 6. WAS WIR VON STEWARDESSEN LERNEN

Biohacking hat übrigens nichts mit Egozentrik zu tun, nichts mit Elitedenken, nichts mit dümmlicher Selbstsucht oder plumper Selbstoptimierung.

Wir Biohacker glauben an eines: dass gesunde, glückliche, lebensfrohe und energiegeladene Menschen unserem Miteinander, der Gesellschaft und der Welt insgesamt guttun. Wir folgen in unserem Glauben der Stewardess, die Sie bei einem Druckabfall im Flugzeug auffordert, sich die Sauerstoffmaske zuerst selbst aufzusetzen – und erst dann den anderen Passagieren zu helfen. Was nach Rücksichtslosigkeit klingt, ist klug und wertvoll: Sie können anderen nur dann Gutes tun, wenn Sie über ausreichend Energie verfügen.

Sich selbst Gutes zu tun ist ein sehr tauglicher erster Schritt auf dem Weg zu einer besseren Welt.

## 7. SIE SIND CEO, ABER SIE SIND NICHT ALLEIN

Jeder CEO ist nur so gut wie seine Mitarbeiter. Ihr wichtigster Mitarbeiter ist Ihr Vertrauensarzt. Wie Sie den finden, dazu möchte ich Ihnen jetzt ein paar Tipps geben.

Vor ein paar Jahren noch wäre es ein absurder Gedanke gewesen, sich mit dem eigenen Hausarzt partnerschaftlich und auf Augenhöhe zu empfinden. Heute ist das anders. Es gibt immer mehr Ärztinnen und Ärzte, die diesen Paradigmenwechsel mitmachen: weg vom professoral vor sich hin näselnden Selbstbild als Göttinnen oder Götter in Weiß hin zum Selbstverständnis als hochkompetente Gesundheitsdienstleister, als schlaue, loyale Partner.

Ja, es kann eine Herausforderung sein, die richtige medizinische Begleitkraft zu finden. Das wird wahrscheinlich ein wenig dauern, und es wird mühsam sein.

Ich spreche da übrigens aus Erfahrung. Ich habe auf meinem eigenen Weg zur Gesundheit mehr als nur einen Arzt verbraucht.

Wie fortschrittlich ein Arzt denkt, hat übrigens weniger mit dem Alter zu tun, als man denken möchte. Ich kann mich noch erinnern, dass mir junge Ärzte auf meine Vermutung, dass ich an einem sogenannten *leaky gut* leide, gesagt haben: Wenn Sie einen durchlässigen Darm hätten, Herr Breitfeld, wären Sie längst tot.

Das ist gerade mal acht Jahre her. Damals galt der *leaky gut* als medizinische Verschwörungstheorie. (Und ihn zu behandeln war einer der großen Durchbrüche auf meinem Weg zur Gesundheit.)

Heute ist er eine Standarddiagnose.

## LIEBER ANGEHENDER CEO DER EIGENEN GESUNDHEIT,

**hier ein Brief an Ihren Hausarzt. Wenn Sie ihm diesen Brief mit ruhigem Gewissen vorlegen können, dann ist er wohl der Richtige.**

Liebe Ärztin, lieber Arzt!

Schnauben Sie bitte nicht empört, wenn ich ernsthaft vorbereitet und mit einer Vermutung, manchmal sogar mit einer Meinung zu meinem gesundheitlichen Zustand zu Ihnen in die Praxis komme.

Und seien Sie nicht böse, wenn ich eine Idee mitbringe, wie sich der verbessern ließe. Rollen Sie nicht mit den Augen, wenn ich kein Medizinstudium absolviert habe wie Sie. Ich habe Bücher gelesen, Podcasts gehört und mich kreuz und quer durchs Internet recherchiert. Machen Sie sich keine Sorgen um meinen Geisteszustand und noch viel weniger um meinen körperlichen. Vielmehr: Freuen Sie sich!

Ich strebe nämlich eine Beförderung im Ich-Unternehmen an. Ich möchte nicht, dass Sie der Chef meiner Gesundheit sind. Das ist mein Job. Ich will der CEO meiner eigenen Gesundheit sein.

Ich nehme mir vor, das zu tun, was ein guter CEO tut: Er übernimmt Verantwortung für das Ergebnis und den Weg dorthin. Er umgibt sich mit Expertinnen und Experten. Er erwartet kluge Beratung, er erwartet Einschätzungen, Entscheidungshilfen, Argumente. Was er nicht erwartet, das ist Bevormundung. Was er gar nicht gut verträgt, ist Entmündigung.

Wissen Sie, ich treffe die allermeisten Entscheidungen, die meine Gesundheit betreffen, ja ohnehin selbst. Ob ich diese eine Halbe am Samstagabend noch trinke oder nicht, ob ich auf meine 10 000 Schritte pro Tag komme oder nicht (es können auch 8000 sein, übrigens, ich weiß ja, dass die 10 000 ein Marketing-Gag waren), wann ich schlafen gehe, ob ich genug Wasser trinke, wie ich mit der Sonne umgehe. Darauf haben Sie ohnehin keinen Einfluss.

Ich schätze Ihre Kompetenz, liebe Ärztin, lieber Arzt, aber ich sehe es als Teil meiner Verantwortung, mich selbst zu informieren, zu recherchieren. Ob und wie gesund ich bin, ist in erster Linie mein Job, nicht Ihrer.

Wenn das gut für Sie klingt, dann freue ich mich sehr, wenn Sie mein Partner sein möchten. Wenn Ihnen das lästig ist, dann passen wir nicht gut zusammen.

Liebe Grüße

# 2 Gesunder Schlaf

SIE WOLLEN FITTER UND KLÜGER WERDEN? GEHEN SIE FRÜH ZU BETT.

## SO HACKT DER AMATEUR

## STEFAN WAGNER

Biohacking ist der Versuch, den größtmöglichen Abstand zu dumm, dick, traurig, krank und tot herzustellen.

Deswegen trinken wir andächtig energetisiertes Wasser, nach Schlamm und Rinde schmeckende Tees und selbst gebrauten Kombucha, den Laien mit Essig verwechseln, schlucken das halbe Periodensystem als Kapseln (wussten Sie, dass gegen Traurigsein wenig so gut hilft wie Lithium?) und hören beim Arbeiten Musik, die klingt wie John Cage an einem verstimmten Synthesizer (wir nennen das »binaurale Beats« und boosten damit Kreativität, Fokus und logisches Denkvermögen).

Wir achten so sehr auf unsere Ernährung, dass wir nicht frühstücken und mittagessen, verschlingen Bücher mit Motivationstipps für unsere Mitochondrien (unsere Lebensenergie wird von Nachkommen von Bakterien erzeugt, die wir besser bei Laune halten).

Den Rest der Zeit tun wir, was uns wirklich am Herzen liegt: Wir schlafen.

Wenn der Schlaf nicht passt, vergiss den Rest. Zu kurzer, zu schlechter Schlaf lässt Muskeln und Mitochondrien verkümmern, lässt dein Immunsystem schon beim Gedanken an einen Infekt kollabieren, erzeugt Wortfindungsstörungen und Mieselsucht. Schlafen wir schlecht, schmecken uns keine Tees, unser Körperfettanteil steigt, unser Testosteronspiegel rasselt in den Keller. (Ob der Testosteronspiegel eines Mannes passt, erkennt man zuverlässig daran, ob er mit einer Erektion aufwacht. Wirklich!)

Schlaf passiert uns nicht einfach, wenn wir irgendwann müde werden. Unser Schlaf ist das Ergebnis penibler Vorbereitung, die nach dem Aufwachen beginnt. Da setzen wir unseren Organismus dem Morgenlicht und unsere Muskeln ihrer Belastbarkeitsgrenze aus und verwöhnen uns danach mit einer eiskalten Dusche. Das dient der Synchronisation unserer Zellen, ungefähr so, wie ein Dirigent den Taktstock hebt, damit alle Musiker wissen: Jetzt geht's los.

Dann synchronisieren wir unseren Oura-Ring mit der Oura-App und erfahren, wie es um uns steht.

Der Oura-Ring misst Puls und Herzratenvariabilität (also die millisekundengroße Abweichung im Rhythmus zwischen den einzelnen Herzschlägen, die mehr über unseren Zustand sagt als so gut wie alles andere), Atemfrequenz und Körpertemperatur, benotet unseren Schlaf (einen 100-Punkter posten wir als Screenshot in unserer Oura-Facebook-Gruppe). Der Ring errechnet unsere Fähigkeit, den kommenden Tag zu überstehen (ein Score unter 80 bedeutet eine vorsorgliche Extra-Kapsel Lithium). Er sagt auch, wann wir abends ins Bett gehen sollen. All das macht er präziser und strenger als jedes andere derzeit erhältliche Gerät.

Der Oura-Ring kommt aus Finnland, und ich glaube, das Finnische kennt keinen Konjunktiv. Der Oura-Ring kommuniziert im Imperativ. Er tadelt uns für zu wenig Tief- oder REM-Schlaf (völlig zu Recht, denn da reparieren sich unsere Zellen und verarbeiten Erlerntes und Erlebtes). Er ist strenger und gerechter, als es unsere Eltern jemals hätten sein dürfen.

Der Ring weiß, ob wir Alkohol getrunken haben (Schlaf-Score: minus 10 bis minus 15 Punkte, Ruhepuls plus 10 bis plus 15 Schläge, Herzratenvariabilität wie Stechschritt, Tiefschlaf im einstelligen Minutenbereich). Er weiß, ob wir abends Stress hatten, gearbeitet, ohne Schutzbrille aufs Handy geschaut, nach 18 Uhr was gegessen oder sonst was getan haben, was die Bildung des Schlafhormons Melatonin hemmt. (Melatonin ist ab 19 Uhr unsere Göttin.) Er erkennt Stand-by-Leuchtdioden an elektronischen Geräten im Schlafzimmer. (In Hotels klebe ich die immer mit schwarzem Isolierband ab. Biohacker verreisen nie ohne Isolierband.)

Der Ring weiß, ob wir unser Schlafzimmer so abgedunkelt haben, dass wir die Hand vor Augen nicht sehen können. Er weiß, ob wir die Raumtemperatur unter 20 Grad gehalten und vor dem Zubettgehen Zirbenduft im Raum versprüht haben (bringt locker 5 bis 10 Bonuspunkte), ob wir die Stromversorgung im Schlafzimmer unterbrochen und natürlich auch das WLAN abgedreht haben.

Das ist, kurz zusammengefasst, das Wichtigste über Schlaf. Und weil Sie fragen: Ja, die Angst, schlecht zu schlafen, könnte einen um den Schlaf bringen.

» ***Vor dem Schlafengehen Zirbenduft zu versprühen bringt locker 5 bis 10 Bonuspunkte.***

## SO HACKT DER PROFI
### ANDREAS BREITFELD

Man kann es positiv formulieren: Der größte Hebel für Ihre Gesundheit und Fitness ist guter Schlaf. Oder negativ: Schlafen Sie schlecht, können Sie den Rest Ihres Biohacking-Programms vergessen.

## 8. SCHLAF IST NICHT VERHANDELBAR

Wenn Sie sich mit einem Buch wie diesem beschäftigen, dann überrascht Sie das Thema dieses Kapitels nicht, ebenso wenig wie seine frühe Reihung und der Nachdruck, mit dem es verfasst ist.

Sie wissen mittlerweile, dass es kaum überheblichere Sprüche gibt als solche vom Kaliber »Schlafen kann ich, wenn ich tot bin« oder »Schlaf ist was für Faule«. Sie wissen auch: Es schlafen jene länger, die länger zu leben vorhaben. Und es schrauben jene an der Qualität ihres Schlafs, die tagsüber besser performen möchten. (Clevere Profisportler engagieren sogar bereits Schlafcoaches.)

Schlaf, das ist ein Satz, den Sie aus dem Mund jedes avancierteren Biohackers hören werden, ist nicht verhandelbar. Dieser Satz ist nicht dahingesagt, und er verliert auch nicht an Bedeutung, wenn er zum vierhundertfünfundfünfzigtausendsten Mal wiederholt wird.

Schlaf. Ist. Nicht. Verhandelbar.

Ich wiederhole das auch gern zum vierhundertfünfundfünfzigtausendundersten Mal.

## 9. DIE GENIALITÄT EINER DUMMHEIT

Schlaf ist eine atemberaubend gefährliche Erfindung der Natur: Niemals sind wir so verwundbar, wie wenn wir schlafen. Schlaf ist die absolute Wehrlosigkeit, wer schläft, kann weder Feinde erkennen noch sie bekämpfen noch vor ihnen flüchten, wer schläft, ist auch für den langsamsten und ungeschicktesten Feind ein leichtes Opfer.

Schlaf ist, so gesehen, die dümmste vorstellbare evolutionäre Erfindung.

Die Natur lässt sich aber, das sollten wir eigentlich nach ein paar Millionen Jahren menschlicher Evolution kapiert haben, keine Dummheiten einfallen. Es muss also etwas geben, was die akute Lebensgefahr, die vom Schlaf ausgeht, aufwiegt. Und ja, das gibt es. Im Schlaf – und zwar nur im Schlaf – werden wir stärker, weil wir die körperliche Anstrengung des Tages ins Wachstum von Muskeln verwandeln. Im Schlaf – und zwar nur im Schlaf – werden wir klüger, weil wir die Erfahrungen des Tages als Erkenntnisse und Wissen in unser Bewusstsein sortieren.

> » ***Es muss also etwas geben, was die akute Lebensgefahr, die vom Schlaf ausgeht, aufwiegt.***

Im Schlaf – und zwar nur im Schlaf – wird all der Stoffwechselmüll, der sich tagsüber angesammelt hat, aus unserem System gekärchert. Insbesondere aus dem Gehirn. Diese körpereigene Gehirnzellen-Müllabfuhr nennt man glymphatisches System. Es sorgt schlicht und einfach dafür, dass wir nicht verblöden.

Ich lasse Sie vor diesem Hintergrund mit der Einschätzung des allein schon physiologisch möglichen intellektuellen Spielraums von Donald Trump allein, der sich damit brüstete, mit vier Stunden Schlaf pro Nacht auszukommen.

## 10. IHR GANZ NORMALER SELBST GEMACHTER JETLAG

Zu wenig zu schlafen macht uns dumm, fett, krank, aggressiv und depressiv. Die entsprechende Studienlage lässt keinen Zweifel zu. Und »zu wenig« beginnt beunruhigend früh: Schon ein so lächerlich klein anmutender Eingriff in die kollektive Schlafhygiene wie die willkürliche Vor- und Rückstellung der offiziellen Zeit um eine Stunde sorgt regelmäßig einmal im Frühjahr und einmal im Herbst für einen signifikanten Anstieg von Unfällen, Herzinfarkten und Schlaganfällen, die Häufung der privaten und beruflichen Fehlentscheidungen rund um die Umstellung auf Sommer- und Winterzeit wurde nicht erhoben. Ein behördlich verordneter Mini-Jetlag – ist doch nur eine lächerliche Stunde!, werden Sie sagen – reicht, um unsere innere Uhr messbar aus dem Takt und unsere Systeme messbar aus der Balance zu werfen.

Ähnliches, ich sag's nicht gern, tun Sie sich mit großer Wahrscheinlichkeit jedes Wochenende selbst an. Freitagabend länger aufbleiben, samstagnachts feiern, sonntagmorgens ausschlafen beschert Ihnen montags das, was in der Fachsprache »sozialer Jetlag« heißt.

Man hat im Rahmen einer Studie erforscht, welche Auswirkung der auf die kognitiven Leistungen hat. Eine Gruppe College-Studenten durfte am Wochenende wie gewohnt feiern, die bemitleidenswerte andere musste im Dienst der Wissenschaft auch freitags und samstags zur Wochentagszeit ins Bett. Gruppe zwei musste man ab Montag nicht mehr bemitleiden: Sie erbrachte in der Folgewoche erheblich bessere Studienleistungen.

## 11. WERFEN SIE IHREN WECKER WEG

Was ist nun die beste Zeit, ins Bett zu gehen? Dafür gibt es einen ganz einfachen Indikator: Sie wachen morgens auf, erholt und ausgeschlafen, und zwar ohne Wecker. Sie brauchen irgendwas zwischen sieben und neun Stunden Schlaf, das heißt, wenn Sie um halb sieben rausmüssen, gehen Sie mal um halb elf abends ins Bett, regelmäßig, eine Woche, zwei, auch am Wochenende, und schauen Sie, was passiert, wie Sie sich fühlen. (Lassen Sie den Wecker zu Beginn nach wie vor als Back-up aktiv, »der Breitfeld hat gesagt, ich soll meinen Wecker wegwerfen« ist keine karrierefördernde Entschuldigung fürs Zuspätkommen ins Büro.)

Werden Sie früher wach als halb sieben, gehen Sie entsprechend später ins Bett, und umgekehrt, die Suche nach Ihrer individuellen Schlafzeit ist eine überschaubar komplexe arithmetische Aufgabe.

Entsorgen Sie im nächsten Schritt Ihren kreischenden und schrillenden Wecker: Man hat die Auswirkungen herkömmlicher Wecker auf Stresshormone und zuletzt auch auf Blutzuckerspitzen gemessen. Ja, wir brauchen morgens ein wenig Cortisol im System, aber nicht als Audio-Schocktherapie.

Stellen Sie auf einen Lichtwecker um, so wecke ich mich auch, ich habe ein Rotlicht-Panel an eine Zeitschaltuhr gekoppelt, mein Schlafzimmer sieht um halb sechs morgens so aus wie ein Freudenhaus, aber zum Thema Rotlicht kommen wir später noch.

## 12. WAS IHRE TRÄUME SAGEN

Auch wenn Sie sich an Ihre Träume nicht erinnern können, ist die Wahrscheinlichkeit sehr hoch, dass Sie jede Nacht träumen.

Sie träumen in den REM-Phasen Ihres Schlafs, und in diesen Träumen verarbeiten Sie allerhand mehr oder weniger traumatische Erlebnisse aus der Wachwelt.

Erinnern Sie sich morgens an Ihre Träume? Das ist ein gutes Zeichen für Ihren Vitamin-B-Haushalt, insbesondere $B_6$. Erinnern Sie sich nicht, oder sagen Sie gar: »Ich träume nie!« (was definitiv nicht stimmt, Sie träumen, das garantiere ich Ihnen), dann probieren Sie einmal einen ordentlichen Vitamin-B-Komplex, ich vermute, Ihr Vitamin-B-Spiegel kann ein wenig Support vertragen.

## 13. MUSS ICH MEINEN SCHLAF MESSEN?

»What can be measured can be managed« ist so ein Gassenhauer-Spruch unter Biohackern: Was man messen kann, daran kann man arbeiten.

Ich verwende wie fast alle Biohacker diesen Oura-Ring, ein finnisches Produkt, ein fantastisch hilfreicher Begleiter. Der Ring, der in einer früheren Generation wie eine Mischung aus Siegel- und Schlagring ausgesehen hat, ist mittlerweile wirklich schlank und völlig unauffällig. Spektakulär die Erkenntnisse, die man mit seiner Hilfe gewinnt, von Körpertemperatur über Puls und Herzratenvariabilität, Atemfrequenz, natürlich Schlafdauer und die Unterscheidung zwischen Leicht-, Tief- und REM-Schlaf-Phasen. Die Ergebnisse sind erstaunlich präzise, mein Freund Dr. Lutz Graumann, einer der führenden Biohacking-Ärzte im deutschen Sprachraum, hat sie mit jenen eines professionellen Schlaflabors abgeglichen.

Wieso ergibt es Sinn, den eigenen Schlaf zu vermessen?, werden Sie jetzt fragen. Ist das nicht nerdiges Herumgetue? Nein, ganz und gar nicht. Jeder der Werte gibt Rückschlüsse auf den Zustand von Körper und Geist, jeder der Werte ist ein Hinweis darauf, ob Sie tagsüber alles halbwegs okay gemacht haben oder eben nicht. Der Stefan hat da schon recht: Der Oura-Ring ist in seinem Urteil ziemlich unerbittlich.

## MEIN SCHLAFDRINK

**Natürlich gibt sich ein Biohacker nicht damit zufrieden,** sich artgerecht zu verhalten, er möchte ein bisschen nachhelfen. Ein Schlummertrunk, den ich meinen Klientinnen und Klienten sehr gerne empfehle (und rund eine Stunde vor dem Zubettgehen selbst gerne einsetze), besteht aus: 1 g Glycin, 1 g GABA, 200 mg Theanin und ein wenig Magnesium-L-Threonat oder Magnesium-bisglycinat, alles in einem Glas Wasser verquirlt. Glycin, GABA und Theanin sind Aminosäuren, Magnesium ist das Mineral, das unser Körper braucht, um entspannen zu können, Bisglycinat und Threonat sind die von Biohackern empfohlenen Sorten, aber zum Magnesium kommen wir in diesem Buch später noch gesondert.

GABA unterstützt vor allem das Durchschlafen. Es sollte Sie also besonders wirkungsvoll unterstützen, wenn Sie dazu neigen, irgendwann so gegen drei Uhr morgens aufzuwachen, und sich mit dem Einschlafen schwertun. GABA bitte nicht öfter als zwei- bis dreimal pro Woche verwenden, es kann sonst zu einer Gewöhnung kommen.

# 14. WIE SIE SOFORT BESSER SCHLAFEN

Es gibt drei Dinge, die Ihren Oura-Ring besonders wirksam in Sorge versetzen. Wenn Sie die vermeiden, verbessert sich Ihr Schlaf mit sehr hoher Wahrscheinlichkeit augenblicklich.

Erstens: keine feste Nahrung in den letzten zwei Stunden vor dem Zubettgehen. Sehr einfache Erklärung: Was Sie essen, muss Ihr Körper verarbeiten. Und arbeiten und schlafen zugleich, das funktioniert logischerweise nicht besonders gut.

Zweitens: abends kein Alkohol. Begründung? Siehe vorigen Punkt, aber mit Ausrufezeichen. Denn Alkohol zu verarbeiten, insbesondere die Entgiftung, beschäftigt den Körper sehr. Die Gültigkeit dieser Grundregel nimmt übrigens ab a) mit der Menge an zu sich genommenem Alkohol und b) mit der zeitlichen Distanz zum Schlafengehen. Tatsächlich ist das Glas Wein zum Mittagsessen – rein aus der Sicht des Biohackers – das kleinere Problem als das Glas Wein zum Abendessen.

Drittens: kein Blaulicht in den letzten ein, besser zwei Stunden vor dem Zubettgehen. »Blaulicht« bedeutet nicht Rettung und Folgetonhorn, sondern bezeichnet die Wellenlängen jenes Lichts, das LED-Birnen, Computermonitore oder Smartphones abstrahlen – und das die Bildung des Einschlafhormons Melatonin mindestens hemmt, eher sogar stoppt, die Wissenschaft ist sich da noch nicht einig.

Ideale Lösung: abends völlig auf modernes Kunstlicht und Bildschirme verzichten und bei Kerzenschein dinieren (klassische Glühbirnen und Halogenlampen sind aber auch halbwegs okay). Praktikable Lösung: Blueblocker-Brille verwenden. Da gibt es mittlerweile Modelle, die wirklich nicht mehr nach geschmacksverwirrtem Außerirdischen aussehen.

## MELATONIN? MELATONIN!

**Ich bin völlig vernarrt in Melatonin, ich geb's zu.** Melatonin ist nicht nur das Einschlafhormon, also dafür verantwortlich, dass wir abends zur Ruhe kommen, schläfrig werden und wegknicken. Melatonin ist auch ein superwirksames Antioxidans, das die sogenannten freien Radikale im Körper unschädlich machen kann. (Weswegen Melatonin zum Beispiel wunderbar bei Coronainfektionen eingesetzt werden konnte, das nur nebenbei.)

Ich selbst nehme Melatonin ziemlich regelmäßig in Dosen zu mir, die ich meinen Klientinnen und Klienten nur nach ausgiebiger Prüfung empfehlen würde. Und auch die Form der Darreichung mag nicht jedermanns Sache sein: Ich bastle mir aus Melatonin und Kakaobutter handliche Zäpfchen, die, Sie vermuten richtig, nicht oral verabreicht werden.

Allzu große Angst vor dauerhafter Einnahme müssen Sie übrigens bei handelsüblichen Dosen nicht haben.

Wichtig: Melatonin nicht bei Kindern vor dem Abschluss der Pubertät supplementieren! Sie brauchen's nicht, weil die natürlichen Melatoninspiegel erst nach der Pubertät sinken, und zu viel zugeführtes Melatonin kann durchaus auch der Entwicklung des Kindes abträglich sein.

Umso wichtiger und sinnvoller ist es, Melatonin im Alter zu supplementieren. Ab 60 ist es eines der sinnvollsten Nahrungsergänzungsmittel, die man nehmen kann.

# Die Optimierung der anderen

JEDE ART DER WELTVERBESSERUNG SETZT VORAUS, DASS DIE WELT DAVOR ERSUCHT HAT, VERBESSERT ZU WERDEN.

# SO HACKT DER AMATEUR

## STEFAN WAGNER

In diesem Beitrag geht es nicht um Selbstoptimierung, sondern um Fremdoptimierung.

Es besteht da ein Zusammenhang. Er hat ein bisschen was von Afrika, der katholischen Kirche und dem 18. Jahrhundert: Wir Biohacker sehen uns im Besitz der endgültigen Wahrheiten und den Rest der Welt als zentralafrikanischen Stamm, dessen Mitglieder aus dem verhängnisvollen Irrglauben zu befreien sind, dass es ihnen gut geht.

Wenn man mit dem Biohacken beginnt, ist das – und zwar schon relativ bald – ein rauschhaftes Erleuchtungsereignis, eine Art inneres Pfingsten. Man wacht in der Früh erfrischter auf, man nimmt wie von selbst ein paar Kilo ab, der Darm wird klüger und das Hirn freier, man bewegt sich elastischer durch den Tag, man hat plötzlich wieder Lust auf Sport und Sex und den Job.

Der in seinen Besitzer frisch verliebte Organismus schüttet, so meine Theorie, einen Hormoncocktail aus. Dieser besteht wohl aus:

- Oxytocin (das uns zu liebevoll fürsorglichen Wesen macht),
- Testosteron (das neben Körperbehaarung und Muskelwachstum diverse Dränge fördert, etwa jenen der Territorialbehauptung und der Übernahme der Weltherrschaft),
- DHEA (das man in den USA in jedem Supermarkt als Anti-Aging-Mittel kriegt),
- Dopamin (das ja mehr Rausch- als Glückshormon ist, genauer betrachtet)
- und wahrscheinlich noch irgendeinem Botenstoff, der unsere Empfindlichkeit für kritisches soziales Feedback hemmt.

Das Bad in diesem Cocktail fühlt sich so gut an, dass man nicht nur sich selbst, sondern auch den Rest der Welt umarmen möchte. Und hier beginnt das Problem.

Denn man umarmt aus der Schnittmenge von göttlicher Auserwähltheit, Sendungsbewusstsein, Allmachtsfantasie, missionarischem Eifer und Energiegeladenheit heraus. Das mögen außer einem selbst nicht viele. Man kann etwas verkürzt sagen: Fremdoptimierung ist super, aber der Fremde erkennt das Supere nur schwer.

Wir erteilen dann inbrünstig Ratschläge im Kompetenzrang von Selbsterfahrung, Hörensagen und Geheimrezept. Und wir warten mit dem Erteilen nicht, bis man uns ausdrücklich fragt. Auch ist uns nicht wichtig, ob die Situation gerade nach lebensverändernden Anweisungen verlangt.

» ***Man kann etwas verkürzt sagen: Fremdoptimierung ist super, aber der Fremde erkennt das Supere nur schwer.***

Erfahrungsgemäß weniger gut kommt an:

- Beim Weihnachtsessen der Familie über Magnesiummangel reden zu wollen, zumal wenn eh schon alle gesagt haben, dass das kein Weihnachtsthema ist. Obwohl es ja aus mehreren Gründen doch eines wäre, weil alle beieinandersitzen und Zeit haben, statistisch gesehen drei von vier unter einem deftigen Magnesiummangel leiden und ich der Vierte bin. Es besteht also objektiv Handlungsbedarf (ich sage nur: 300 enzymatische Prozesse!), und die Analyse von Vor- und Nachteilen der verschiedenen Verbindungen wäre außerdem ein echt spannendes Thema, aber was soll man machen, wenn die Leute lieber singen und Puppenhaus bauen.
- Bei der Geburtstagsparty eines Kunden die Forderung zu erheben, die LED-Beleuchtungsmittel (Melatoninkiller!) und die Energiesparlampen augenblicklich als Sondermüll zu entsorgen. Der Hinweis ist objektiv wertvoll – der Nachtschlaf der Gäste wird ja komplett ruiniert –, man sollte dennoch nicht zu viel Dankbarkeit erwarten.
- Im Schwimmbad der Familie auf dem Nebenhandtuch die fatale Wirkung der Transfette (man denke nur daran, was das Zeugs mit den Zellmembranen anstellt!) am Beispiel der frisch angelieferten Pommes frites zu erläutern. Man kann sogar versuchen, die Dringlichkeit des Anliegens den Leuten ganz niederschwellig näherzubringen (»Transfette sind böser als Neonazis und Fußpilz gemeinsam!«, sagt man, was die Sache echt gut erklärt). Aber man blickt in leere Elternaugen und mampfende Kindergesichter, und wäre man wirklich Missionar in irgendeinem zentralafrikanischen Kral des 18. Jahrhunderts, die Situation gewänne wohl sogar etwas Bedrohliches. Dabei hat man nicht einmal was übers Ketchup gesagt.

# SO HACKT DER PROFI

## ANDREAS BREITFELD

Wohin mit der frischen Biohacking-Begeisterung? Wie verbessert man das Leben anderer, wenn's im eigenen plötzlich flutscht? Wie Sie dem Anfängerfehler ausweichen, Freunden und Familie schrecklich auf die Nerven zu gehen.

### 15. O GOTT!

Ich erinnere mich noch daran, es war in meiner späteren Jugend: Ein Freund war in eine Sekte gerutscht, in einen schrägen Verein mit diffus buddhistischem Hintergrund, mit moralisch originellem, aber offenbar ertragreichem Finanzierungsmodell und mit einer beeindruckenden Villa in Grünwald (bei München) als Hauptquartier.

Ich begleitete meinen Freund zweimal nach Grünwald. Bei meinem zweiten Besuch begrüßte mich die Geschäftsführerin des Vereins mit den Worten »Wie schön, dass du den Weg zurück nach Hause gefunden hast«, was mich dazu veranlasste, den Schreck, den mir die salbungsvolle Übergriffigkeit dieser Begrüßung einjagte, nicht einmal ansatzweise verhehlen zu wollen.

Ich antwortete »O Gott!« (nämlich wirklich »O Gott!«), räusperte mich, machte auf dem Absatz kehrt, murmelte »Ich hab mich verlaufen« und ging.

Warum ich Ihnen das erzähle? Mir fiel die Episode nach all den Jahren wieder ein, als ich Stefans Beitrag las, die dieses Kapitel eingeleitet hat. Sie hat nämlich ein bisschen was vom Ton der Grünwalder Geschäftsführerin.

## 16. DIE WELT NUR VERBESSERN, WENN SIE DAS WILL

Der Stefan beschreibt einen Fehler, den Anfänger in Sachen Biohacking sehr häufig begehen. Sie sind rücksichtslos beseelt von der Euphorie der ersten Wochen und Monate des Biohackens, wenn einem nach monate- oder sogar jahrelanger Agonie plötzlich das Dopamin einschießt, wenn man durch den Alltag fährt, als hätte jemand plötzlich die Handbremse gelöst, und wenn das schwarz-weiße Leben auf einmal wieder in Farben zu schillern beginnt.

Natürlich hat das was Abenteuerliches, natürlich fühlt sich das an, als hätte man den Schlüssel zum endgültigen Lebensglück entdeckt, und natürlich möchte man das mit der ganzen Welt teilen.

Und man vergisst auf etwas sehr Wichtiges: Jede Art der Weltverbesserung setzt voraus, dass die Welt davor ersucht hat, verbessert zu werden.

## 17. DAS RECHT AUF EIN UNGESUNDES, UNGLÜCKLICHES, KURZES LEBEN

Nun werden Sie einwenden: Aber, lieber Andreas Breitfeld, Sie sind ja Speaker und Autor und Podcaster und professioneller Biohacker, wie geht das mit dieser Zurückhaltung zusammen? Sie leben doch von der Gesundheit anderer! Es ist doch Ihr Business, Interesse und Lebensinhalt, andere zu überzeugen, zu gewinnen, für das gesunde Leben zu missionieren!

Da antworte ich Ihnen: nein.

Denn das wichtigste Wort ist eben falsch: »missionieren«. Ich halte es für grundfalsch, Menschen missionieren zu wollen.

Anbieten, vorzeigen, nahebringen, ermöglichen, vermitteln, alles gut. Aber alles, was über das unverbindliche Angebot hinausgeht, ist übergriffig. Jedermann in unserer Gesellschaft hat das Recht, ein ungesundes, unglückliches und unnötig kurzes Leben zu führen.

## 18. VON DER AUFGABE, SICH SELBST DER NÄCHSTE ZU SEIN

Wie Sie die Welt am wirkungsvollsten verbessern? Es ist einfacher und schwieriger, als Sie denken: indem Sie sich selbst der oder die Nächste sind. Indem Sie Ihre Gesundheit, Lebensfreude und Leistungsfähigkeit unterstützen. Glauben Sie mir, das reicht.

Essen Sie gesund und nahrhaft, schlafen Sie ordentlich, bewegen Sie sich reichlich, und halten Sie sich im Freien auf, befüllen Sie Ihre Nährstoffdepots. Lassen Sie es dabei bewenden. Überlassen Sie den Rest der Kraft Ihrer Ausstrahlung und der Neugier Ihrer Lieben.

Man wird verlässlich auf Sie zukommen. Man wird einzelne Fragen stellen. (Die ganz zu Beginn gestellten nach Ihrer geistigen Verfassung, wenn Sie morgens zu meditieren oder kalt zu duschen beginnen, können Sie freundlich ignorieren.)

Warten Sie ab, bis die Fragen kommen, warum Sie denn Ihr Leben umgekrempelt haben, wie Sie es denn geschafft haben, zehn Kilo zu verlieren und zehn Jahre jünger auszusehen. Warten Sie ab, bis die Fragen kommen, ob Sie Tipps haben. Gehen Sie spielerisch und gelassen mit der Neugier anderer um. Gewähren Sie Unterstützung, wenn Unterstützung angefragt wird. Lassen Sie andere ansonsten in Ruhe.

Das gilt auch und vor allem, wenn es sich um Ihre Familie handelt.

## 19. BIOHACKING GEHT AUCH OHNE HAMMELHODEN

Ich bin ja nur in zweiter Linie professioneller Biohacker. In erster Linie bin ich Vater von zwei halbwüchsigen Töchtern. Das bedeutet schon theoretisch ein Dilemma. Denn halbwüchsige Menschen interessieren sich für kaum etwas weniger als für die Verlängerung der eigenen »Healthspan«, was jene Lebensspanne bezeichnet, die man uneingeschränkt von gesundheitlichen Problemen genießen kann. Die Healthspan von Jugendlichen reicht naturgemäß bis zum Horizont, also wieso sie verlängern?

Praktisch heißt das: Meine Töchter (zum Zeitpunkt des Erscheinens dieses Buchs 14 und 17 Jahre alt) essen, was sie wollen, ausgenommen abends, denn da koche ich, und zwar mit Dingen, die davor ich eingekauft habe.

Ich serviere da auch keine rohe Leber und keine Hammelhoden (was beides aus Sicht des Biohackers grandiose Nahrungsmittel sind), aber wir bewegen uns weit weg von jeder Art von Convenience-Food. Es gibt viel Gemüse, vor allem langkettige Kohlenhydrate, es gibt ordentliches Fleisch, es gibt ausschließlich Bioware, jeden Abend frisch zubereitet. Das ist bei uns einfach so, seit Jahren, und ich habe die angenehme Erfahrung gemacht, dass sogar pubertäre Launen gegen die schlichte Kraft der Gewöhnung recht zuverlässig einknicken.

## 20. DIE VERANTWORTUNG FÜR DEN MEHRWERT

Aber müssen meine Töchter abends eine Blueblocker-Brille tragen? Müssen sie das Handy abdrehen, bevor sie ein Abendritual beginnen? Müssen sie dies oder jenes machen, von dem ich weiß, dass es ihnen guttun würde? Nein. Sie müssen nicht. Trotzdem machen sie eine Menge Dinge richtig. Und wenn sie meine Meinung zu einem Thema hören möchten – WLAN?, Handy?, Schlafhygiene?, Pille? –, dann sag ich sie, und ich halte mich dabei an einen weiteren meiner Grundsätze: Eine Meinung ohne tragfähige Argumentation ist belanglos. (Pille ist in dieser Hinsicht das schwierigste Thema. Nichts ist für junge Mädchen so sehr Segen und Katastrophe wie die Pille. Bringen Sie mich bitte nicht mit der Frage in die Verlegenheit, wie wir mit dem Thema in unserer Familie umgehen.)

Wenn ich als Vater zum Beispiel möchte, dass meine Kinder mehr Vitamin C zu sich nehmen, dann ist es nicht ihre Aufgabe, mehr Vitamin C in ihren Körper zu stopfen. Sondern es ist meine Aufgabe, eine Idee dazu zu haben, wie ihnen das leichtfällt. Man könnte also zum Beispiel aus dem Vitamin C gemeinsam mit Glycin etwas in der Art einer ziemlich leckeren Limonade basteln. (Glycin ist die häufigste im menschlichen Körper vorkommende Aminosäure, wahnsinnig wichtig für viele Prozesse im Körper, und: schmeckt süß wie Zucker). Man muss einen Mehrwert finden, der für den Empfänger funktioniert.

## 21. VERZICHT AUS RESPEKT

Und wie geht das bei den Eltern? Wären meine Eltern meine Klienten, ich hätte unendlich viele Ideen, wie ich ihnen helfen könnte, ein leichteres Leben zu führen, ihre alters- und lebensstilbedingten Beschwerden zu lindern. Aber: Meine Eltern sind nicht meine Klienten. Sie sind meine Eltern. Ich habe, zugegeben, einige Zeit gebraucht, um das zu kapieren. Mir war schon vor 10, 15 Jahren, sogar noch vor meiner Biohacking-Zeit, klar, dass die Art und Weise, wie bei meinen Eltern gegessen und getrunken wird, der Gesundheit alles andere als zuträglich ist. Ich hab es mit

Aufklärungsarbeit versucht, aber bin an einer Mauer abgeprallt, deren Beton aus Gleichgültigkeit, Desinteresse und Ablehnung gegenüber allem Neuen abgemischt war.

Erstaunlicherweise hat meine Mutter ausgerechnet dann begonnen, mich einzelne Dinge zu fragen, als ich meine aktive Aufklärungsarbeit eingestellt habe. Und die paar Mal, die ich pro Jahr bei meinen Eltern zum Mittagessen bin, esse ich eben das mit, was meine Mutter gekocht hat, auch wenn ich weiß, dass ich mir damit nichts Gutes tue. Aber es freut sie, wir haben Mittagsfrieden, das freut wiederum mich, und Freude, das ist nicht einfach so dahingesagt, ist ohnehin der wirksamste aller Biohacks.

Als mein Vater einmal akute gesundheitliche Probleme hatte, lieh ich ihm ein Rotlicht-Panel und ein Mikrostromgerät – ob er es auch verwendet hat, habe ich nicht nachgefragt.

Ich glaube, der Verzicht auf eine objektiv vernünftige Intervention hat manchmal was mit Respekt zu tun.

» ***Der Verzicht auf eine objektiv vernünftige Intervention hat manchmal etwas mit Respekt zu tun.***

# 22. DER ALLERERSTE BIOHACK

Ich hatte in meinem früheren Leben ausreichend Gelegenheit, Partyerfahrungen zu sammeln, und ich habe von diesen Gelegenheiten mehr als ausreichend Gebrauch gemacht. Das heißt, ich muss wirklich nicht mehr überall dabei sein.

Und wenn ich doch mal dabei bin? Nein, Sie werden mich nicht an meiner Blueblocker-Brille erkennen, die setze ich mir zu Hause auf, für die letzten ein bis zwei Stunden vorm Schlafen, das reicht schon. Wenn ich eine Party besuche, will ich Teil der Gemeinschaft sein, die die Party feiert, und mich nicht absondern. Wenn ich Aufsehen oder Irritation errege, indem ich mich besonders puristisch biohackerisch verhalte, dann habe ich mir eigentlich mehr Schaden zugefügt, als ich gewonnen habe.

Das hat einen evolutionär tieferen Grund: Wir Menschen sind soziale Wesen. Wir können nur miteinander existieren. Die Qualität unseres Zusammenlebens, die Harmonie, in der wir miteinander leben, ist der wirkungsvollste Faktor unserer Gesundheit und Langlebigkeit – der allererste Biohack. Davon bin nicht nur ich überzeugt, sondern auch die Harvard University, und sie untersucht die Sache sehr eingehend, siehe folgenden Kasten.

## LIEBE IST DER SUPER-BIOHACK

**Die Universität Harvard wollte herausfinden, was der eine wesentlichste Faktor ist, der Menschen gesund hält, lang und glücklich leben lässt.** Also begannen sie das im Rahmen einer Studie zu untersuchen, die Studie startete im Jahr 1938 und läuft immer noch, es ist damit die am längsten laufende Studie der Welt.

Ihre Ergebnisse? Es ist nicht die Ernährung der entscheidende Faktor für unser Wohlergehen, nicht, ob wir Sport treiben oder nicht, ob wir rauchen und trinken oder nicht, wie oft wir zum Arzt gehen, ob wir reich sind oder arm, ob wir in einer Villa im Grünen wohnen oder in einem Wohnblock in einem billigen Viertel.

Es gibt einen Faktor, der schwerer wiegt als alles andere: Es ist die Qualität unserer engsten persönlichen Beziehungen, vor allem unserer Paarbeziehung, die belegt Platz eins. Auf den Folgeplätzen landen Freundschaften und unser Eingebundensein in die Gesellschaft.

Wenn Sie also mit Biohacking gar nichts anfangen können, wenn Sie sich partout schlecht ernähren und keinen Sport machen wollen, wenn Sie partout keine Lust auf frische Luft und Sonnenlicht haben: alles nicht sooo schlimm, solange Sie mit Ihrer Partnerin oder Ihrem Partner glücklich sind, wenn Sie gute Freunde haben (die Menge spielt keine Rolle!) und wenn Sie vielleicht hin und wieder etwas tun, was der Allgemeinheit dient.

## Basis-Supplement

# Magnesium

STRESS? TROUBLES IM DARM?
WACKELIGER SCHLAF? ICH GLAUB,
ICH HAB DA WAS FÜR SIE.

## SO HACKT DER AMATEUR
## STEFAN WAGNER

»Jetzt geht es um Magnesium« ist einer der stärksten Sätze, die ein Buchkapitel einleiten können. Magnesium ist, sobald Sie Ihren Umgang mit Schlaf, Licht, Wasser, Bewegung, Darm, Transfetten und Stress im Griff haben, das Wichtigste in Ihrem Leben, von Vitamin D und Zwischenmenschlichem vielleicht abgesehen.

Wenig Magnesium im Körper zu haben bedeutet mehr Stress. (Gilt auch umgekehrt. Stress frisst Magnesium. Alkohol oder Schwitzen frisst übrigens auch Magnesium.) Wenig Magnesium bedeutet Troubles im Darm. Wenig Magnesium bedeutet miese Wundheilung, schleppende Erholung nach dem Sport, wackeligen Schlaf und schlappes ATP*. (ATP wird in Ihren Zellen gebildet und ist die einzige Substanz, die Ihr Körper in Energie umwandeln kann. Kurz gesagt: viel ATP → Freude am Leben; kein ATP → Ende des Lebens.)

Und so weiter.

Wahrscheinlich gibt es einen chinesischen Fluch, der ungefähr so lautet wie »Mögest du in magnesiumarmen Zeiten leben«.

Krämpfe sind übrigens kein unverbindlicher Magnesium-Wink Ihres Körpers, sondern vielmehr ein Alarmsignal. Menschen, die Magnesium erst bei Krämpfen nehmen, rufen auch erst dann den Arzt, wenn sie auf der Intensivstation liegen.

Tun Sie also Folgendes:**

1. Sachen essen, die Magnesium enthalten. Das ist ein guter Anfang. Aber es wird nicht einmal zur Deckung eines konservativ geschätzten Tagesbedarfs reichen. Zwei Tafeln Bitterschokolade schießen Ihren Blutzucker auf den Mond, 200 Gramm Cashews wuchten Ihnen den Kalorienbedarf einer Alpenüberquerung an die Hüften. Und wenn

Sie es schaffen, jeden Tag 100 Gramm Kürbiskerne, 150 Gramm Sonnenblumenkerne oder eineinhalb Kilo Blattgemüse zu essen, haben Sie andere Probleme als Magnesium. Dann hoppelt wahrscheinlich ein Kaninchen in Ihrer DNA herum.

2. Magnesium einnehmen. Aber nicht das »Magnesium« aus dem Supermarkt. Es gibt überhaupt kein »Magnesium«. Magnesium kommt immer in chemischer Verbindung daher, und diese Verbindung definiert die Wirkung. Wahrscheinlich haben Sie irgendwo zu Hause eine Packung mit Magnesiumoxid oder -carbonat herumkugeln. Das ist Schrott. -oxid und -carbonat putzen schon in recht geringen Mengen den Darm durch, unsanft und lautstark, und das ist im Wesentlichen schon ihre gesamte Wirkung.
3. Verschiedene Verbindungen ausprobieren. Sehr beliebt, weil preiswert und gut (außer bei Histamin-Intoleranz): Magnesiumcitrat. Bewährt: -malat und -glycinat. Das heißeste Zeug ist Magnesium-L-Threonat, weil es Magnesium sogar ins Hirn schleust.
4. Loses Pulver oder Kapseln kaufen. Nichts, was Zusatzstoffe enthält oder sprudelt. Kein Mensch braucht künstlichen Aromakram. Und Magnesium muss nicht nach gut gelauntem Bratapfel schmecken.
5. Langsam starten, täglich die Dosis steigern. Tasten Sie sich an das Level heran, das Ihren Darm aus der Reserve lockt. Optimistischere Steigerungstage sollten keine wichtigen Meetings, Dates, lange Auto- oder Zugfahrten enthalten.
6. Ungefähr 200 Gramm Magnesiumchlorid in einem halben Liter Wasser auflösen. Die Beine damit täglich einreiben und 20 bis 30 Minuten einwirken lassen. Brennt wahrscheinlich am Anfang. Wirkt bei erstaunlich vielen Menschen super, obwohl Magnesiumaufnahme durch die Haut laut Wissenschaft gar nicht funktionieren kann. (Magnesiumöl, in Apotheken zu gleichnamigen Preisen erhältlich, ist nichts anderes als in Wasser gelöstes Magnesiumchlorid.)

7. Zweimal jährlich den Magnesiumspiegel messen lassen. (Beim Arzt nachfragen, ob er es eh im Vollblut misst, nicht im Serum. Ein guter Arzt sagt »Na logisch« und rollt mit den Augen, ein schlechter sagt »Das ist egal« und rollt mit den Augen.) Ihr Wert liegt im Idealfall am obersten Ende des Grenzbereichs. Wenn er ein bisschen darüber liegt, wird Sie Ihr Arzt (wenn er ein guter ist) fragen, wie Sie das geschafft haben.
8. Sie werden viel zu erzählen haben. Mögen Sie in magnesiumreichen Zeiten leben.

* Adenosintriphosphat

** Auch wenn ich beharrlich so tue: Ich bin nicht Arzt. Ich bin nicht einmal allwissend. Was nach kompetent erteilten Ratschlägen klingt, sind aus Erfahrung und vom Hörensagen hochgerechnete Imperative. (Wir Biohacker optimieren auch die Einschätzung unseres Wissens.)

Magnesium: Bitte zugreifen! Und vorher messen Sie, wie groß Ihr Mangel ist. (Wahrscheinlich haben Sie nämlich einen.) Kostet lächerlich wenig, bringt unglaublich viel. Ein kleiner Wegweiser durch den Magnesiumdschungel aus wuchernden Wahrheiten, Halb- und Unwahrheiten.

## 23. MAGNESIUM IST VERDAMMT WICHTIG. PUNKT.

Ein ganzes Kapitel einem einzigen Mineralstoff zu widmen ist eine mutige Entscheidung in der Schnittmenge von Überzeugungstat und Leservertreibung. Aber tatsächlich verdient sich Stefan für seine Entscheidung Applaus, denn Magnesium verdient jede Aufmerksamkeit, die es kriegen kann.

Als Leserin oder Leser eines solchen Buchs ist Ihnen Magnesium freilich nicht ganz neu, Sie wissen wohl schon, dass so gut wie alle Leute einen Magnesiummangel haben und dass »darunter leiden« hier ausnahmsweise tatsächlich als Formulierung taugt. Denn Sie haben wahrscheinlich schon aufgeschnappt, dass dieser Mangel erhebliche Folgen für Ihr Energielevel hat, für Ihre Fähigkeit, mit Stress umzugehen, für Ihre Schlafqualität, für die Fähigkeit Ihres Körpers, Vitamin D zu verarbeiten, und für eine ganze Reihe anderer Gesundheitsfaktoren.

Sie haben sicherlich schon Formulierungen gelesen wie »… ist ein essenzieller Cofaktor von über 300 enzymatischen Reaktionen«, andere Quellen sprechen von über 500. Ist in Wahrheit egal (abgesehen davon: Wer verbringt seine Zeit mit dem Zählen enzymatischer Prozesse?), ich will Sie daher auch gar nicht weiter mit besserwisserischen Details behelligen.

Außer vielleicht einem noch: Alkohol, Stress und Schwitzen sind noch schamlosere Magnesiumräuber, als Sie ahnen. Wir reden nicht von um 5 oder 10 Prozent erhöhtem Bedarf, sondern locker von einer Verdopplung.

Nun überlegen Sie kurz: Waren Sie neulich nach einem fordernden Arbeitstag im Fitnesscenter, danach in der Sauna und haben sich zum Abschluss mit einem Kollegen noch zwei Glas Wein gegönnt? Ein solcher Abend war ein Neustart für Ihre Magnesiumspeicher.

## 24. DIE BESTE MÖGLICHKEIT, ELF EURO ZU INVESTIEREN

Ich bin mit den aktuellen Tarifen in der Schweiz und Österreich nicht vertraut, und es mag sein, dass sich auch in Deutschland der Preis ein wenig verändert. Aber derzeit kostet das Testen Ihres Magnesiumspiegels in Deutschland ungefähr elf Euro.

Diesen Test kann jeder Hausarzt durchführen, und bitte folgen Sie in dieser Hinsicht nicht den naserümpfenden Empfehlungen, die Stefan abgegeben hat. Sie brauchen dafür wirklich keinen Spezialisten. Ob die Messung im Vollblut oder im Serum (oder gar mittels Haaranalyse) durchgeführt wird, macht gerade mal ein paar Zehntelprozentpunkte Unterschied. Der braucht Sie nicht zu kümmern.

Nützen Sie Ihren Umgang mit Magnesium als Gelegenheit, einen Fehler zu vermeiden, den die allermeisten Biohacker am Beginn ihrer Karriere begehen: vor lauter Richtigmachenwollen nicht ins Machen kommen.

Diesen Fehler zu vermeiden ist bei Magnesium noch leichter als bei vielen anderen Dingen, nämlich nicht nur beim Testen, sondern auch bei der Einnahme: Wenn Sie zu viel davon einnehmen, die falsche Verbindung, zur falschen Zeit, werden Sie schlimmstenfalls einige Zeit auf dem Klo verbringen. (Ich nütze diesen Effekt von Magnesium: Wenn meine Verdauung ein wenig träge ist, schafft Magnesiumcitrat zuverlässig Abhilfe.)

## 25. HIGH-END-FORMEN: GUT, ABER NICHT NÖTIG

Magnesium, das hat der Stefan wieder ganz richtig geschrieben, gibt es nicht als Magnesium. Es bindet sich immer an einen Partner, und der Partner hat wesentlichen Einfluss auf Eigenschaften und Preis.

Man kann Magnesium um ein paar Euro das Kilo kaufen, das ist dann Magnesiumcarbonat oder Magnesiumoxid. Das -carbonat ist besser als sein Ruf, das -oxid nicht. Magnesiumoxid ist höchstwahrscheinlich völlig nutzlos und verlässt den Körper so, wie es aufgenommen wurde.

High-End-Formen sind Magnesiumbisglycinat und -threonat, insbesondere dem -threonat werden wahre Wundereigenschaften nachgesagt: Es soll in der Lage sein, die Blut-Hirn-Schranke zu überwinden, und auf diesem Weg die Magnesiumversorgung des Gehirns sicherstellen. Tatsächlich ist diese Behauptung durch Studien belegt, und bei Preisen von 80 Euro für 100 Kapseln seien dem guten Magnesium-L-Threonat Wundereigenschaften auch angeraten …

## 26. DIE BESTE VERBINDUNG? ALLE AUF EINMAL!

Ich werde oft gefragt, welches Magnesium-Supplement ich selbst nehme. Ich mache es mir leicht: mit einem Sieben- oder Achtsalz. Das sind Präparate, die eben sieben oder acht Magnesiumformen enthalten, damit wird eine gewisse Grundversorgung gewährleistet und das breiteste Spektrum an Wirkungen abgegriffen.

Überprüfen Sie auf der Inhaltsangabe des von Ihnen gewählten Produkts zwei Dinge: Erstens, ob Magnesiumoxid enthalten ist, das sollte nämlich nicht sein. (Magnesiumstearat sollte übrigens auch nicht drin sein. Das ist keine Magnesiumverbindung, sondern ein bestenfalls nutzloser Beistoff in der Produktion, zählt also hier nicht. Ich persönlich meide Magnesiumstearat.) Zweitens: Achten Sie auf die Reihenfolge der angegebenen Verbindungen, die Angabe hat nämlich mengenmäßig zu erfolgen, so sie nicht eigens ausgewiesen ist.

## 27. ÜBER DIE HAUT? ICH WEISS NICHT RECHT …

Es gibt eine mitunter sogar ins Religiöse driftende Gruppe von Menschen, die dem Magnesium eine beinahe sakrale Wirkung zusprechen und darüber hinaus der Ansicht sind, Magnesium könne über die Haut wesentlich besser aufgenommen werden als über den Verdauungsapparat.

Dazu gibt es Fallberichte, die an den biblischen Lazarus erinnern, aber keine belastbaren Studien. Ich hab's ausprobiert, Stichwort n = 1, habe Bäder mit Magnesiumchlorid und Epsom-Salz (das ist Magnesiumsulfat) genommen. Angefühlt hat es sich gut, aber auch nicht wesentlich angenehmer, als sich ein warmes Bad ohnehin gut anfühlt, und ich habe selbst keine ernsthaften Messungen meines Magnesiumspiegels rund um die Bäder durchgeführt. Zwei der führenden medizinischen Koryphäen der deutschen Biohacking-Szene, Lutz Graumann und Simone Koch, haben die Sache laborunterlegt getestet, bei sich selbst, bei Patientinnen und Patienten, und sind zum Schluss gekommen: Bringt nix. Lutz und Simone sagen: Magnesium wird ganz offenbar nicht durch die Haut aufgenommen.

Ich lade Sie ein, einen entsprechenden Test selbst durchzuführen. Versuchsanordnung: Magnesiumspiegel messen, Verzicht auf orale

Supplementation, dafür ausgiebige Bäder (drei-, vier-, fünfmal pro Woche, jeweils eine Stunde in der warmen Wanne, mit einem halben Kilo bis Kilo Magnesiumchlorid oder Epsom-Salz), nach einem Monat Anwendung wieder messen. Melden Sie sich bei uns mit den Ergebnissen, wir sind gespannt!

## 28. SIND UNSERE BÖDEN AUSGELAUGT?

Ausreichend Magnesium über die Nahrung zuführen? Das wäre natürlich der logischste Ansatz. Ich bin da ähnlich skeptisch wie Stefan, ob Ihnen das gelingt. Es scheint tatsächlich so zu sein, dass die Böden in den letzten Jahrzehnten durch die Industrialisierung der Landwirtschaft ausgelaugt wurden – und dass folglich der natürliche Vitamin- und Mineralstoffgehalt unserer Lebensmittel gesunken ist. Weil, wieder logisch, Pflanzen und Tiere ja nur das aus dem Boden holen können, was drin ist. (Abgesehen davon, dass Obst und Gemüse vom anderen Ende der Welt ohnehin kaum Nährstoffe enthalten, aus Gründen der Ernte und des Transports.)

Mir scheint die Boden-Mangel-Theorie plausibel, und sie gilt nicht nur für Magnesium, sondern auch für eine ganze Reihe anderer Nährstoffe, ich sage nur: Selen!

Ich könnte Ihnen jetzt noch eine ganze Menge über Magnesium sagen, warum es für diese oder jene Körperfunktion wichtig ist – allein der Zusammenhang mit Vitamin D ist tatsächlich atemberaubend –, praktisch würde das aber keinen Unterschied für Sie machen. Unterm Strich bleibt immer: Achten Sie darauf, dass Ihr Magnesiumspiegel passt. Messen Sie regelmäßig, supplementieren Sie entsprechend, messen Sie wieder. Die elf Euro für den Test können Sie ruhig alle drei oder vier Monate investieren, Ihr Ziel ist der obere Grenzbereich.

## MAGNESIUM IMMER VORM SCHLAFEN NEHMEN?

**Der Körper braucht Magnesium,** um entspannen zu können, logische Schlussfolgerung: Man nimmt Magnesium abends ein, um besser schlafen zu können.

Grundsätzlich nicht verkehrt, aber ich habe bei doch einer erheblichen Zahl von Klientinnen und Klienten die Erfahrung gemacht, dass ihnen manche Magnesiumformen (insbesondere -citrat oder auch das von mir empfohlene Sieben- oder Achtsalz) beim Einschlafen gar nicht helfen, im Gegenteil. Die Lösung: Einnahme auf den Morgen und den Mittag verschieben.

Der von mir hochverehrte Andrew Huberman, ein biohackingbegeisterter Professor an der Universität Stanford, baut rund um Magnesiumthreonat und -bisglycinat sogar seinen legendären Schlafcocktail: Man nehme zwei bis drei Stunden vor dem Zubettgehen Magnesiumthreonat oder -bisglycinat (200 bis 400 mg), die Aminosäuren Theanin (200 bis 400 mg, nicht nehmen bei einer Neigung zu Albträumen!), Glycin (2 g, aber nur jede dritte oder vierte Nacht) und GABA (100 mg, ebenfalls nicht jede Nacht) sowie den Pflanzenstoff Apigenin (50 mg).

Probieren Sie einfach, wie es Ihnen damit geht. Bei mir wären zwei bis drei Stunden Abstand zum Schlafengehen zu viel: GABA knockt mich binnen weniger Minuten aus.

# Wasserstoff-Wasser

## und andere Hacks

WASSERSTOFF HILFT UNSEREM KÖRPER, MIT ENTZÜNDUNGEN UND OXIDATIVEM STRESS UMZUGEHEN.

## SO HACKT DER AMATEUR

### STEFAN WAGNER

Es könnte jetzt ein bisschen nerdiger werden als sonst. Ich erzähle nämlich von den elektronischen Begleitern auf meinem Weg zur fortgeschrittenen Jugendlichkeit.

Mein erster Blick am Morgen gilt der App »SnoreLab«. (Ich weiß, während der ersten Stunde des Morgens aufs Handy zu schauen ist ein No-Go, aber man muss sich dem Stress des Perfektionsanspruchs ja auch irgendwann entziehen.) »SnoreLab« überwacht akustisch mein Schlaf-, besser gesagt mein Schnarchverhalten.

»Akustisch überwachen« heißt, richtig, dass ich mein Schnarchen aufnehme.

Morgens in den Mitschnitt des eigenen nächtlichen Röhrens, Röchelns, Erstickens und Sägens reinzuhören ist vom philharmonischen Standpunkt her unergiebig, aber beim Wachwerden hilft's, und das Feedback ist pures Analysegold. Denn Schnarchen bedeutet Mundatmung (Katastrophe!, Pamphlet folgt), Schlafapnoe, unzuverlässige Sauerstoffversorgung, stille Entzündungen, höheres Schlaganfallrisiko, schnelles Altern, frühen Tod.

Wer das alles nicht haben will, sollte sich das Schnarchen abgewöhnen. Dabei hilft »SnoreLab«. Je höher dein Snore Score (heißt wirklich so), desto mehr schnarchst du. Alles unter 25 Punkten ist okay. 100 schaffst du nur, wenn dir ein Erdbeben hilft. Ich startete mein Schnarchstopp-Biohacking-Projekt bei Snore Score 54. (Zur Einordnung: Mit einem 54er am Amazonas zu übernachten wird rodungsmäßig schon klimarelevant.) Und ich startete das Projekt mit einer einfachen These: Wer durch die Nase atmet, kann nicht schnarchen. Das führte zu einer konkreten Idee: Mund zukleben.

Ich will nicht spoilern, ich sage nur: Besorgen Sie sich ein Klebeband, googeln Sie »mouth taping«. Mouth Taping ist uneingeschränkt großartig, solange Sie zwei Insidertipps befolgen. 1. Anwendung erst nach Abschluss der zwischenmenschlichen Aktivitäten des Tages, sonst kann es zu Irritationen kommen. 2. Sorgfältig rasieren, außer Sie wollen sich das Gesicht epilieren.

Die erste verklebte Nacht brachte eine überraschende Erkenntnis. Man kann durch die Nase 58 Punkte erschnarchen.

Es gibt, wie ich also recherchierte, außer der Mundatmung einen zweiten Auslöser fürs Geröchel: Die offenbar vom Gequassel des Tages ermattete Zunge plumpst beim Schlafen in den Rachen.

Am selben Abend ergriffen wurde Maßnahme Nummer zwei: Ein Dreikantpolster entlang der Wirbelsäule zwingt seither meinen Schlaf in stabile Seitenlage. Somit kann die Zunge nicht mehr der Schwerkraft in den Rachen folgen, man kennt das Prinzip ja vom Erste-Hilfe-Kurs. Der Dreikanter mag sich in der Eingewöhnungsphase nicht immer besonders bequem anfühlen, man rumpelt beim Wechseln der Schlafseite einigermaßen durchs Bett, aber das Prinzip funktioniert super, der Rachen bleibt frei.

Mein Snore Score verbesserte sich durch das feinsinnige Zusammenspiel von Selbstknebelung und -geißelung schnell von 54 auf 11, das bedeutet ungefähr Seidenpapierrascheln und einen beispielhaften Erfolg des Biohackings.

Der zweite morgendliche Blick gilt der App meines Oura-Rings, aber über den hab ich schon genug erzählt (in Kapitel 2), daher hier nur so viel: Snore Score 11 verhilft dir zu den Tief- und REM-Schlafwerten eines Zen-Meisters in der zweiten durchmeditierten Woche.

Dann stehe ich auf. Die nächsten technischen Geräte, die ich verwende, bereiten Kaffee und Tees zu (der Plural ist korrekt, es brodeln Grün-, Zistrosen- und Chagatee im Konzert der Polyphenole). Gleichzeitig geht das Gerät zur Wasserstoffanreicherung meines Trinkwassers in Betrieb.

»Wasserstoff?«, fragen Sie jetzt vielleicht. »Was will der Irre mit Wasserstoff? Sich in die Luft sprengen?«

Der Wasserstoff, mit dem du dein Trinkwasser anreicherst, explodiert nicht. Vielmehr ist er der Schrecken des freien Radikals. In Japan und Korea trinken alle Hydrogen Water, arbeiten jeden Tag 18 Stunden und laufen ihre Marathon-Bestzeiten kurz nach Rentenantritt mit 140.

Jetzt ist es gerade mal halb acht und das Kapitel schon zu Ende. Den Rest meines App-und-Gadget-Tages erzähle ich im nächtsten Kapitel. Erwarten Sie unter anderem einen unbekleideten Mann im Rotlicht und ein Gehirn unter Strom.

» ***Wasserstoff?, fragen Sie jetzt vielleicht. Was will der Irre mit Wasserstoff? Sich in die Luft sprengen?***

## SO HACKT DER PROFI
## ANDREAS BREITFELD

Ich bin Fan, ich geb's zu. In diesem Kapitel möchte ich Sie mit meiner Begeisterung für molekularen Wasserstoff anstecken.

### 29. RAKETENTREIBSTOFF FÜR DIE GESUNDHEIT

Er war nicht das Hauptthema in Stefans obigem Text, aber mir ist der molekulare Wasserstoff so wichtig, dass ich ihn für meinen Beitrag zu diesem Kapitel herauspicke. (Außerdem kommen wir in einem späteren Kapitel noch zur Nasenatmung, zum Schnarchen und wieso $CO_2$ für uns so enorm wichtig ist, Sie versäumen nichts.)

Also: Wasserstoff. Vor allem bekannt als sagenumwobener Hoffnungsträger unter den Energieträgern, als der Stoff, der Autos, Schiffe und vielleicht sogar einmal Flugzeuge antreiben und dabei nichts anderes produzieren wird als Wasser.

Wasserstoff als Energietechnologie der Zukunft interessiert uns an dieser Stelle aber nicht. Uns interessiert jener molekulare Wasserstoff, den man trinken oder einatmen kann und der ganz enorme antioxidative, entzündungshemmende Fähigkeiten hat.

### 30. ENTZÜNDUNGEN IN BALANCE HALTEN

Wir alle wissen, wie wichtig es ist, unseren Umgang mit Entzündungen im Griff zu haben: Unser Körper muss Entzündungen auslösen können, um Wunden zu heilen (Beispiel: Schnitt im Finger). Unser Körper muss aber auch in der Lage sein, diese Entzündungen unter Kontrolle zu halten. Er muss Entzündungen stoppen können, wenn sie ihren Job erledigt haben. Und vor allem muss er die sogenannten stillen Entzündungen im Griff haben, die heimtückisch überall schwelen, in Organen, im Gewebe, im Bewegungsapparat, die wir nicht spüren, die aber an der Entstehung so gut wie aller wirklich heiklen Krankheiten beteiligt sind.

Stille Entzündungen sind einer der schlimmsten Feinde unserer Gesundheit, Leistungsfähigkeit und Langlebigkeit.

Unsere moderne Art zu leben verhält sich zu stillen Entzündungen in etwa so wie ein Blasebalg zu einem Lagerfeuer. Das liegt – Nebenthema, aber hier wichtig – sehr wesentlich an dem entgleisten Verhältnis von Omega-3- zu Omega-6-Fetten in unserer Ernährung: Wir nehmen viel zu viele Omega-6-Fette zu uns und viel zu wenige (und häufig die falschen) Omega-3-Fette.

## 31. ACHTUNG, ELEKTRONENRÄUBER!

Wer »stille Entzündungen« sagt, muss auch »oxidativer Stress« sagen. Die beiden hängen zusammen, bedingen und – im Wortsinn – befeuern einander. Oxidativer Stress entsteht permanent in unserem Körper. Wann immer wir etwas essen, wann immer in unseren Mitochondrien ATP (= Energie) erzeugt wird, durch Umwelteinflüsse (Sonne!), durch Training. Wann immer Sauerstoff an einer biochemischen Reaktion beteiligt ist, entsteht oxidativer Stress.

Der ist bis zu einem gewissen Grad gut, ähnlich wie das bei den Entzündungen ist. Aber wenn oxidativer Stress außer Kontrolle geraten ist, wütet er wie ein Flächenbrand in unserem Körper: Sauerstoff schnappt sich ein Elektron von einem anderen Atom, das dann in seiner Verzweiflung wiederum irgendeinem anderen Atom ein Elektron abjagt, das dann wiederum … und so weiter.

Jeder Verlust eines Elektrons ist wie eine schwere Verletzung eines Atoms, eine Beschädigung. Nichts macht unsere Zellen auf Dauer so zuverlässig kaputt wie außer Kontrolle geratener oxidativer Stress.

## 32. HER MIT DEN ANTIOXIDANTIEN!

Was brauchen wir, um oxidativen Stress unter Kontrolle zu halten? Richtig, Antioxidantien. Das sind Stoffe, die diese fehlenden Elektronen liefern und damit die Kettenreaktion der Atome stoppen. Sie kennen Vitamin C, Sie kennen vielleicht Selen oder Coenzym Q10, Sie kennen vielleicht Glutathion. Alles großartige Antioxidantien.

Nun lernen Sie auch molekularen Wasserstoff kennen. Eben weil das Wasserstoffmolekül so winzig klein ist – Wasserstoff ist das kleinste Element im Periodensystem –, kommt es überallhin, es kann sogar durch die Zellwand durchdiffundieren, das macht den Wasserstoff so wirksam. Und wo es auftritt, wirkt es wie ein kleiner Feuerwehrmann. Löscht Entzündungen, lindert oxidativen Stress, regelt messbar den Entzündungsmarker Interleukin-6 runter.

In Asien ist molekularer Wasserstoff allgegenwärtig, in Südkorea und Japan, teilweise auch in China gibt es auch Tausende Studien zu seiner Wirksamkeit.

In Asien schwören Profisportler auf Wasserstoffwasser, unter Biohackern ist Wasserstoff in jedem Handgepäck auf einer Flugreise dabei, es ist ein wirklich wirksamer Anti-Kater-Hack.

Dass molekularer Wasserstoff im Westen nach wie vor ein Nischenthema zwischen Geheimwissenschaft und Eso-Touch ist, zeugt von einiger Ignoranz.

## WASSERSTOFF: HIER GEHT'S IN DEN EXPERTENMODUS

**Wasserstoff ist eine wirkliche Wissenschaft,** ein wahnsinnig komplexes Thema zwischen Physik, Chemie und Biologie. Zwei Experten möchte ich Ihnen ans Herz legen, wenn Sie sich ins Thema vertiefen wollen.

Der erste ist Karl Heinz Asenbaum, dessen Standardwerk »Elektroaktiviertes Wasser« als PDF frei im Netz zu finden ist. (Achtung, über 300 Seiten, aber am Ende wissen Sie wirklich alles.)

Der zweite ist ein Amerikaner, Tyler W. LeBaron, der es sich mit seinem Molecular Hydrogen Institute vor allem zur Aufgabe gemacht hat, asiatische Studien zum Thema zu sichten, zu übersetzen und so aufzubereiten, dass auch wir im Westen sie nützen können.

## 33. TABLETTEN, GENERATOREN

Was tun Sie nun, um molekularen Wasserstoff für sich zu nutzen? Das geht leider nicht durch Atemübungen oder auf irgendeinem anderen rein natürlichen Weg. Um an molekularen Wasserstoff zu kommen, müssen Sie ein wenig Geld investieren.

Variante 1 und meine Empfehlung für den Anfang: Sie besorgen sich Wasserstofftabletten. Das sind Brausetabletten, meist mit Magnesium angereichert, die herkömmliches Leitungswasser in Wasserstoffwasser verwandeln. Funktionieren wunderbar, sind meine Wahl für unterwegs.

Pro Flugstunde eine Tablette, und ich erreiche mein Reiseziel deutlich frischer und klarer als ohne.

Variante 2: Wasserstoffgenerator. Wenn Sie die Tabletten ausprobiert und eine Wirkung bemerkt haben, lohnt es, über so ein Gerät nachzudenken. Es gibt Geräte um 30 oder 40 Euro und solche um über 2.000 Euro. Grundsätzlich arbeiten sie alle nach einem ähnlichen Prinzip: In ihrem Inneren wird mittels Elektrolyse Wasserstoffwasser erzeugt. Erfahrungsgemäß sind Sie für einen Privathaushalt mit einem Tischgerät um 200 bis 400 Euro gut bedient. Es gibt auch Geräte, die nicht nur Trinkwasser mit molekularem Wasserstoff anreichern, sondern auch die Atemluft, das funktioniert dann über einen Schlauch und eine Nasenkanüle. Ob Sie den Wasserstoff trinken oder einatmen, ändert am Wirkungsprinzip nichts. Manche schwören sogar darauf, dass das Einatmen mehr bringt als das Trinken.

## 34. VON HARTEM WASSER UND HARTEN EINHEITEN

Der natürliche Feind Ihres Generators ist die Wasserhärte. Je weicher das Wasser, desto besser funktioniert alles. Wirklich hartes Wasser kann Ihr Gerät schon in wenigen Wochen demolieren – bedeutet für Sie: Wasserhärte beim Wasserwerk erfragen. Liegt der Wert über 10, den Generator wirklich regelmäßig entkalken oder destilliertes oder Umkehrosmose-Wasser verwenden.

Sport und Wasserstoffwasser, ein spannendes Thema: Vor dem Sport ist Wasserstoffwasser auf jeden Fall eine gute Idee. Danach? Das ist etwas komplizierter. Wasserstoffwasser nach dem Sport beschleunigt die Regeneration – aber es hemmt das Muskelwachstum. Das liegt daran, dass Sie mit Ihrem Krafttraining Entzündungen in Ihrer Muskulatur triggern. Die Reparatur dieser Entzündungen durch den Körper sorgt für das – gewünschte – Muskelwachstum. Nehmen Sie also nach dem Training Antioxidantien ein, stoppen oder hemmen Sie den Entzündungsprozess und damit das Muskelwachstum.

Für schnellere Regeneration: Wasserstoffwasser in den ersten zwei, drei Stunden nach dem Sport. Für uneingeschränktes Muskelwachstum: Wasserstoffwasser erst drei oder vier Stunden nach dem Sport.

## 35. SCHNELL SEIN!

Schnell noch zwei Praxistipps:

Wasserstoff ist sehr flüchtig. Das frisch zubereitete Wasserstoffwasser also bitte wirklich binnen ein paar Minuten trinken, sonst hat sich der gute Wasserstoff verabschiedet. Und da das Wasserstoffmolekül so winzig klein ist, können Sie es bereits durch die Mundschleimhaut aufnehmen. Heißt: beim Trinken bitte den Schluck ein paar Sekunden im Mund behalten.

Abschließend: Wasserstoff wirkt ein wenig belebend, daher trinke ich mein Wasserstoffwasser eher morgens als abends.

Wohl bekomms!

# Gadgets

## Die Biohacking-Tools

GADGETS SOLLEN IHR
KÖRPERGEFÜHL NICHT ERSETZEN,
SONDERN UNTERSTÜTZEN.
SIE SIND IHRE ASSISTENTEN,
NICHT IHRE CHEFS.

## SO HACKT DER AMATEUR

### STEFAN WAGNER

Der Katalog der Biohacking-Produkte vereint, objektiv betrachtet, technischen Wagemut mit unerschrockener Geschäftstüchtigkeit und einem experimentell geprägten Zugang zum Thema Nutzwert. Subjektiv bin ich von den Sachen begeistert. Manche schenken mir sogar Erleuchtung.

Es gibt zum Beispiel eine Gabel, die vibriert, wenn du weniger als zehn Sekunden zwischen zwei Bissen vergehen lässt. Sie hilft dir für nur 99 Euro dabei, langsamer zu essen, was deine Gesundheit enorm fördert. Oder sie perforiert deine Zunge (was auch eine Art ist, die Essgeschwindigkeit zu drosseln, allerdings mit geringerem Gesundheitsgewinn).

Es gibt In-Ear-Kopfhörer, die keinen Ton in die Gehörgänge übertragen, sondern LED-Licht aus dem blauen Frequenzbereich. Du kannst dir damit also ein Konzentrat der Mittagssonne in die Ohren scheinen lassen. Das ist wertvoll, weil du den Fotorezeptoren in deinem Innenohr damit vermittelst: Hey, es ist Mittag! (Das Gerät stammt aus Finnland. Es hat die Winterdepression seiner Entwickler so wirkungsvoll in den Griff gekriegt, dass ihr frischer Lebensoptimismus auch vor der Preisgestaltung des Dings nicht haltmacht: 190 Euro.)

Es gibt ein Stirnband, das deine Gehirnwellen während des Meditierens misst. Wenn du dich richtig hart entspannst, belohnt es dich mit Vogelgezwitscher. Für nur 149 Euro kannst du beim Meditieren also deine Fähigkeit trainieren, dich nicht von Vogelgezwitscher ablenken zu lassen.

Etwa 450 Euro kostet es, über Kopfhörer, die kaum klobiger sind als ein sowjetischer Weltkriegsbunker, Strom durch jenen Bereich des Gehirns zu schicken, der den Aufbau motorischer Fähigkeiten steuert. Bei Kindern steht dieser Bereich – der sogenannte Motorcortex – auf natürliche Weise unter Strom. Bei Erwachsenen herrscht dort Ebbe. Aber nur, bis wir mit dem Kopfhörer kommen und das tun, was man »Neuropriming« nennt, also Strom durchleiten, als hätte man uns die Birne an eine 9-Volt-Batterie angeschlossen.

Dave Asprey zum Beispiel, Godfather des Biohackings und Rechtshänder, hat mithilfe dieses Kopfhörers sein linkshändiges Pingpongspiel auf ein Niveau gebracht, das nur mehr entfernt an einen Betrunkenen erinnert.

Ein anderes Testimonial des Geräts ist ein Navy-SEALs-Ausbildner, ungefähr Mitte 50, der im Werbevideo so entspannt aussieht, als hätte er gerade im obersten Stockwerk eines brennenden Hochhauses eine Schulklasse eigenhändig aus der Gewalt einer Dutzendschaft atombewaffneter Terroristen befreit und die Terroristen danach aufgegessen

» ***Das Armband schickt dir, sobald du was Falsches tust, einen Stromstoß durch den Arm, der sich ungefähr so anfühlt wie der eines Wildzauns.***

und die Atomwaffen auch. Während er von den Vorzügen des Kopfhörers schwärmt, macht er stoisch Klimmzüge.

Es gibt ein Armband, das dir dabei hilft, schlechte Angewohnheiten loszuwerden, zum Beispiel Rauchen, Schokoladeessen, Biertrinken, Nägelbeißen, Facebooken.

Das Armband schickt dir, sobald du was Falsches tust, einen Stromstoß durch den Arm, der sich ungefähr so anfühlt wie der eines Wildzauns. Damit tut es um 199 Euro quasi das Gegenteil des Strom-Kopfhörers: Die Strafe löst nämlich neuronale Verbindungen in deinem Gehirn, was dich Dinge körperlich verlernen lässt. (Wir Menschen sind durch Schmerz und Leid besser zu motivieren als durch Freude.)

Diese Geräte gibt es wirklich alle. Ich weiß das, weil ich außer dem Armband alle selbst verwende.

Die Geräte heißen Hapifork (die vibrierende Gabel), Valkee Human Charger (die Sonne im Ohr), Muse (das Meditationsvögelchen), Halo Neurosport (der Pingpong-Lern-Kopfhörer) und Pavlok (das Stromstoßarmband).

Ich besitze außerdem noch eine Handvoll Geräte, darunter eines, das Rotlicht im besonders wirksamen 660-Nanometer-Bereich über Leuchtdioden in meine Nebenhöhlen führt, also in jenen Bereich meines Gesichts, der sich hinter der Nase verbirgt. Dort räumt das Licht, unfachmännisch gesagt, auf. Nach 15 bis 20 Minuten innerer Erleuchtung übersiedelt alles Böse von meinem Inneren in ein Schnäuztuch, in einem Akt beinahe spiritueller Erleichterung.

Das Gerät ist gut während des Autofahrens einzusetzen. Ich lenke das Auto dann mit aus dem Inneren leuchtendem roten Gesicht, wie eine Mischung aus Sonnenbrand, Horrorfilmstatist und Kindergeburtstagsluftballon. Aber ich meide an der Ampel den Augenkontakt mit anderen Autofahrern.

## SO HACKT DER PROFI

## ANDREAS BREITFELD

Smart, praktisch und hilfreich sind die einen, origineller Schrott die anderen. Ein Versuch, Ihnen einen Zugang zu jenen Gadgets, Tools und Devices zu eröffnen, die für Sie nützlich sind.

### 36. DIE KREATIVE VERBINDUNG VON BIOLOGIE UND TECHNOLOGIE

Ich gebe es ja zu, ich habe eine Schwäche für Gadgets. Ich liebe den Einfallsreichtum der Entwickler, ich liebe die Verrücktheit mancher dieser Ideen, über die sich Stefan so hemmungslos lustig gemacht hat, von den Licht-Ohrstöpseln bis zur rüttelnden Gabel. Ich liebe es, wie Produzenten eine smarte, kreative Verbindung von Biologie und Technologie herstellen.

Ich liebe das alles.

Obwohl sehr vieles davon zwar einem klugen theoretischen Ansatz folgt, aber in der Praxis natürlich ein ordentlicher Schmarrn ist.

Ich weiß das alles deswegen so genau, weil es wahrscheinlich kein Dutzend Menschen auf der Welt gibt, die mehr dieser verspielten kleinen Geräte ausprobiert haben. Ich teste beinahe permanent solche Gadgets. Es gehört ja zum Berufsbild des professionellen Biohackers, mit eigenartigen Licht- und Sound- und Vibrationsgeräten durch die Gegend zu laufen oder die verschiedensten biometrischen Daten auszuwerten. (Freilich ist mein Bullshit-Detektor mittlerweile geschärft. Schicken Sie mir bitte keine Privatnachrichten auf Instagram, in denen Sie mich für ein 120-Euro-Gerät begeistern wollen, das den Krebs der Oma mit heilend schwingendem Wasser wegzuzaubern vermag.)

Lassen Sie mich in diesem Kapitel versuchen, Sie von meinem persönlichen Spleen und meinem professionellen Bullshit-Detektor profitieren zu lassen. Finden wir gemeinsam heraus, was Ihnen nützlich sein könnte und was nicht.

## 37. WELCHE GADGETS SIE WIRKLICH BRAUCHEN

Das ist der kürzeste Teil dieses Kapitels: Wirklich brauchen Sie nämlich kein einziges.

Gadgets sind wunderbare Helferlein, die uns dabei unterstützen, Abläufe in unserem System wahrzunehmen (Stichwort: »What you can measure you can manage«) oder die uns dabei helfen, gewisse körperliche oder geistige Zustände leichter und/oder schneller zu erreichen. Man kann sich auch, Beispiel, ohne die echobell gut entspannen oder Energieblockaden im Körper lösen. Aber mit der echobell geht's eben schneller und besser. Man kann sein Krafttraining mit Mikrostrom unterstützen, aber die Muskeln wachsen auch ohne, wenn Sie brav Ihre Übungen machen.

Man kann natürlich seine sportliche Aktivität bis auf die dritte Dezimalstelle messen, Puls und Herzratenvariabilität, die Qualität seines Schlafs und Dauer der Tief- und REM-Schlafphasen, seinen Blutzucker und noch vieles mehr. Ich halte das für enorm hilfreich – vorausgesetzt, diese Tracker ersetzen unser Körpergefühl nicht, sondern unterstützen es.

Wie gut Sie geschlafen haben, spüren Sie morgens am zuverlässigsten daran, wie fit, energiegeladen und zuversichtlich Sie aus dem Bett springen. Nicht daran, wie viele Punkte der Schlaftracker anzeigt. Es ist ein typischer Anfängerfehler, Messdaten ernster zu nehmen als das Feedback des eigenen Körpers.

Gadgets sind Ihre Assistenten, nicht Ihre Chefs.

## 38. GADGETS, DIE UNS VERMESSEN

Disclaimer: Alle konkreten Tipps in diesem Kapitel verfasse ich Ende 2022. Gadgets, Wearables und Devices sind ein sehr dynamischer Markt, das heißt, wenn Sie diese Zeilen zum Beispiel im Herbst 2023 lesen, können manche der genannten Produkte ein wenig überholt und großartige neue auf dem Markt aufgetaucht sein. Eine aktuelle Momentaufnahme meiner Lieblings-Devices finden Sie auf *breitfeld-biohacking.com* oder auf *die-biohacker.com/breitfeld*.

- Beginnen wir mit dem Schlaf: Für mich ist der Oura-Ring nach wie vor das Biohacking-Gadget Nummer eins. Er hat viele Ideen des Biohackings für breite Bevölkerungsschichten geöffnet, weil er wahnsinnig einfach anzuwenden ist, sehr viele, sehr zuverlässige, sehr gut aufbereitete Daten liefert. Der Oura-Ring erfasst auch tagsüber eine Menge Werte, da ist er nicht immer so zuverlässig wie in der Nacht, aber die Richtung stimmt, das wird mit jedem Update besser. Der Oura-Ring ist der Favorit der meisten Biohacker, aber der Vollständigkeit halber: Auch die neue Generation der Apple Watch und der Biostrap sind wirklich gute Mehr-als-nur-Sleep-Tracker.

» ***Für mich ist der Oura-Ring nach wie vor das Biohacking-Gadget Nummer eins.***

- Ich rate meinen Klientinnen und Klienten auch dazu, sich mit dem Thema HRV auseinanderzusetzen, der Herzratenvariabilität, das ist der Unterschied der Abstände zwischen den einzelnen Herzschlägen. Ist dieser Unterschied groß – die Herzrate also sehr variabel –, ist das ein wunderbarer Hinweis auf ein gut funktionierendes vegetatives Nervensystem, vereinfacht gesagt: ein Top-Marker für Gesundheit und Fitness. Am einfachsten lässt sich die HRV während des Schlafs mit dem Oura-Ring messen, alternativ koppeln Sie einen beliebigen Brust-Pulsgurt mit einer der vielen entsprechenden Apps für Ihr Smartphone. Da gibt es sehr gute kostenlose, einfach ausprobieren.
- Sehr spannend und extrem aufschlussreich: die Blutzuckermessung. Was früher nur mit einem schmerzhaften Piks in die Fingerkuppe und einem kleinen Blutbad möglich war, ist mittlerweile, dem Hersteller Abbott sei Dank, automatisch über die am Oberarm angebrachte Sonde FreeStyle Libre möglich. Sieht martialisch aus, ist sehr einfach anzubringen, tut wirklich null weh. Verrät Ihnen, wie Sie auf verschiedene Nahrungsmittel reagieren, was Sie wann in welcher Reihenfolge am besten essen. Ein Supertool, aus dessen – schon sehr spannenden – Rohdaten eine Auswertungssoftware wie jene von Hello Inside ganz praktische Erkenntnisse aus dem und für den Alltag gewinnt.

## 39. GADGETS, DIE UNS VERBESSERN

- Im Anfang ist das Licht, insbesondere Rot- und Blaulicht. Licht ist so ein unglaublich mächtiger Biohack mit so unglaublich vielfältigen Auswirkungen auf unsere gesamte Biologie. Weil Stefan in seinem Beitrag den Human Charger angesprochen hat, der den Körper durch die Ohren mit Blaulicht versorgt (lachen Sie nicht, funktioniert wirklich!), beginnen wir mit Blaulicht. Den Human Charger gibt es abgesehen von ein paar Restexemplaren in meinem Münchner Biohacking-Lab leider nicht mehr auf dem Markt, das Unternehmen hat Corona nicht überlebt. Ein guter Nachfolger ist die Propeaq-Brille von Nomad Performance. Ähnliche Idee, aber das Blaulicht wird durch die Augen appliziert. Blaulicht, richtig eingesetzt – also morgens, vormittags, mittags, danach nicht mehr –, kann im Winter gegen die sogenannte »seasonal affective disorder« helfen, die man unter ihrer sehr passenden Abkürzung SAD kennt, kann die Dopaminbildung und die Leistungsfähigkeit pushen, Entzündungen hemmen und das Schmerzempfinden reduzieren. Wenn man den Umgang beherrscht, ist Blaulicht auch ein tolles Tool, um den zirkadianen Rhythmus zu beeinflussen, etwa um Jetlag in den Griff zu kriegen.

Rotlicht ist mein allerliebster Superhack: Ich werfe Infrarotlicht und kaltes LED-Rotlicht jetzt der Einfachheit halber in einen Topf, Sie verzeihen mir die Unkorrektheit, zumal die meisten Geräte beide Lichtarten vereinen. Diese Geräte beschleunigen Regeneration und Wundheilung, regen die Bildung von ATP an, also unserer Lebensenergie, die in den Mitochondrien zusammengebaut wird, und verschaffen uns noch eine ganze Reihe atemberaubender weiterer Vorteile. Es gibt stationäre und mobile Geräte, solide Hersteller sind Joove und Flex Beam. Ich selbst bin am Produzenten HigherQi beteiligt.

- Ich bin Anhänger der Magnetfeldtherapie. Ich mag die Idee dahinter, ich mag die Einfachheit der Technologie, und ich habe tolle Wirkungen damit erzielt. Mit Magnetfeldern kannst du dir von Kopfschmerzen bis Knochenbrüchen helfen, von Entzündungen bis zu Verdauung. Und das alles bei sehr vernünftigem Kosten-Nutzen-Verhältnis. Wirksame Geräte wie etwa der FlexPulse beginnen bei 800 Euro.

- Sehr interessant ist das Thema Vibrationen. Richtig angewendet spürt man auch als Einsteiger unmittelbar die Wirkung: Ähnlich wie beim Tapping – diese spezielle Klopftechnik, mit der erstaunliche Effekte erzielt werden – wird mit diesen Vibrations-Devices das Nervensystem angeregt, man hat ziemlich direkten Zugriff auf den Vagusnerv, den Big Boss unserer Entspannung und Regeneration. Derzeit – wie gesagt, Stand Ende 2022 – gibt es meines Wissens in diesem Bereich drei Produkte, über die man sich ernsthaft unterhalten kann: Sensate, Apollo und echobell. Das Sensate wird am intensivsten beworben, Apollo und echobell sind die deutlich besseren Produkte.
- Die letzte Kategorie, über die wir sprechen müssen, ist Mikrostrom. Wären Sie ein Frosch, könnten Sie sich Ihre abgezwackten Hinterbeine damit nachwachsen lassen. Aber auch das Wirkungsspektrum

» ***Mit Magnetfeldern kannst du dir von Kopfschmerzen bis Knochenbrüchen helfen, von Entzündungen bis zu Verdauung.***

für Nicht-Amphibien kann sich sehen lassen, vor allem spektakulär beschleunigte Wundheilung und Regeneration. Wenn Sie ernsthaft Sport betreiben, ist ein Mikrostromgerät ein ziemliches Muss, ordentliche Dinger gibt es ab 700 bis 800 Euro.

## WAS MACHT DIESE GERÄTE EIGENTLICH SO KOSTSPIELIG?

**Die allermeisten Devices und Technologien**, die ich auf diesen Seiten besprochen habe, bestehen aus einer naheliegenden Idee auf der Basis gesicherter wissenschaftlicher Erkenntnisse und ein wenig Technik, meistens sind die Bauteile überschaubar teuer und die Konstruktion ist nicht allzu aufwendig. Wieso kosten sie dennoch gleich einmal ein paar Hundert Euro? Liegt das am allzu ehrgeizigen Geschäftssinn der Anbieter?

Ich kenne die Antwort aus eigener Erfahrung nur allzu gut – wie erwähnt bin ich am Rotlicht-Produzenten HigherQi beteiligt. Man wird auch bei Verkaufspreisen, die den Konsumenten abschrecken, nicht reich. Das liegt an den geringen Stückzahlen in der Produktion und dem zu Beginn entsprechend großen Aufwand: Man bewegt sich, produktionstechnisch gesehen, in einem wahnsinnig mühsamen Prototypen-Stadium. Erst sobald man ausreichend Stückzahlen für eine Produktion in Fernost in Auftrag geben kann, ist der erste kleine Schritt in Richtung wettbewerbsfähige Endverbraucherpreise geschafft. (Ich verstehe Ihr Stirnrunzeln, aber aus wirtschaftlicher Sicht gibt es leider keine Alternative zur Produktion in Fernost.)

Dazu summieren sich behördliche Bewilligungen, ein rattenschwanzlanger Amtsweg, das kostet alles enorm viel Zeit, Energie, Nerven und auch Geld.

Ein Problem, mit dem fast alle Erzeuger zu kämpfen haben: Theoretisch wäre das Produkt wirklich preisgünstig zu produzieren. Aber wir bewegen uns – noch – in einer Nische, und deswegen ist es – noch – ziemlich kostspielig, Biohacking-Devices zu produzieren.

# 7 Das ideale Training

SPORT IST WICHTIG, ABER DIE KOMBINATION AUS LANGER UND INTENSIVER BELASTUNG IST PROBLEMATISCH.

## SO HACKT DER AMATEUR

## STEFAN WAGNER

Ich wurde 1968 geboren und habe in meiner Jugend eine Zeit lang ernsthafter Sport betrieben. Mein Verständnis davon, was ein ordentliches Training ausmacht, stammt also aus den 1970ern und 1980ern. Es trägt Trillerpfeife und Stoppuhr um den Hals und einen figurbetonenden adidas-Trainingsanzug aus hautabschürfendem Kunststoff. Es definiert sich durch drei Gleichungen:

Training mit Kotzen = gutes Training.

Training ohne Kotzen = nicht so gutes Training.

Training unter eineinhalb Stunden = gar kein Training.

Das ist natürlich gaga. Besser ist: seltener und kürzer trainieren, das Kotzen auslassen und die folgenden vier Punkte beachten.

Punkt 3: Krafttraining. Ich hab's als ehemaliger Marathonläufer auch lang nicht geglaubt. Aber Muskeln sind kein chauvinistischer Paarungskatalysator für alle, die keinen Schmäh haben, sondern stehen im Bedeutungsrang eines Organs. Muskeln steuern Hormone, erzeugen (weil knallvoll mit Mitochondrien) Lebensenergie und verbrennen Kalorien, nämlich auch beim Rumsitzen. Wer sein Leben lebenswert verlängern möchte, verordnet sich zunächst einmal ein paar Wochen Muskelkater. Pumpen Sie Liegestütze (20 bis 100, über den Tag verteilt), ziehen Sie sich am Türreck hoch (10 bis 20 Klimmzüge, gern mit Gummibandunterstützung), und stemmen Sie zweimal wöchentlich Hanteln, die eine Pastellfarbe tragen. Das alles gilt unabhängig davon, ob Sie Frau sind oder Mann.

Zeitaufwand für biogehacktes Krafttraining: eine Stunde pro Woche.

Biohacker tricksen ihre Muskulatur außerdem mit einem BFR-Training aus. BFR steht für »Blood Flow Restriction«. Dabei verwenden wir lächerlich leichte Hanteln, aber strangulieren Arme und Beine, um die

Venen daran zu hindern, Stoffwechselprodukte abzutransportieren. Die in Milchsäure ertrunkenen Muskeln glauben, sie absolvieren grad das härteste Training der Welt, schütten kübelweise Hormone aus und wachsen, dass man dabei zuschauen kann. Apropos zuschauen: BFR verfärbt Gliedmaßen ein bisschen bläulich und weißlich, und zum Klavierspielen oder für Operationen am offenen Herzen sind die Finger nachher eine Zeit lang nicht geeignet. Aber man ist so abgefüllt mit Testosteron, dass man eh nicht ans Operieren denkt.*

Aus Amerika importieren Biohacker außerdem ein Fitnessgerät, das »X3-Bar« heißt und für den Laien wie optimierte Bauernfängerei aussieht: ein paar bunte Kautschukbänder, eine Metallstange und ein Brett um 549 Dollar plus Shipping plus Zoll. Aber Ben Greenfield und Dave Asprey schwören auf den X3, und für 549 Dollar plus Shipping plus Zoll ein bisschen Greenfield und Asprey sein ist mindestens wohlfeil.

» ***Muskeln sind kein chauvinistischer Paarungskatalysator für alle, die keinen Schmäh haben, sondern stehen im Bedeutungsrang eines Organs.***

Punkt 4: Ausdauersport braucht keine Ausdauer. Hab ich auch lang nicht geglaubt. Spazierengehen, zum Einkaufen radeln: alles super. Im Winter joggen gehen, ein paar lockere Runden rund um den Gefrierpunkt, ohne Shirt, nur bekleidet mit Shorts und Barfußschuhen und Raureif auf den Härchen der Unterarme: 1-a-Training der Kälteadaption und der Sozialexposition. Aber viermal pro Woche freudlos stundenlang durch die Gegend keuchen? Nicht nötig. Das weiß man, seit der Japaner Izumi Tabata vor 25 Jahren entdeckte, dass zehnmal 20 Sekunden Vollgas und 10 Sekunden Pause ein super Ausdauertraining sind. (Wenn man's ganz richtig macht, ist das mit dem Kotzen nicht ganz ausgeschlossen.)

Noch ärger, ganz neu: der Trainingsergometer CAR.O.L. Eine Einheit dauert 8 Minuten Spazierenradeln und 40 Sekunden, in denen dich eine Computerstimme darauf hinweist, dass es um dein Leben geht. Wenn du es schaffst, diese zweimal 20 Sekunden lang dem Säbelzahntiger davonzuradeln (»Harder! Faster!«, keucht die Stimme, »or you will become the tiger's lunch!«), dann bist du trainingseffektiv 45 Minuten stramm gejoggt.

Zeitaufwand für biogehacktes Ausdauertraining: eine halbe Stunde pro Woche.

Diese Aufzählung beginnt übrigens mit Punkt 3, weil die Punkte 1 und 2 der Lieblingssportart des Biohackers gewidmet sind, dem Nichtsitzen. Dazu nächstes Mal mehr; auch, warum im Stehen bessere Texte entstehen als im Sitzen.

* Der *ecoWing* Verlag rät ausdrücklich davon ab, das auf eigene Faust auszuprobieren.

## SO HACKT DER PROFI

## ANDREAS BREITFELD

Wieso ich keine Marathons mehr laufe und wieso ich Ihnen stattdessen rate, ganz entspannt durch die Gegend zu spazieren und ganz unentspannt knackig-kurz Ihre Grenzen auszutesten.

Stefan und ich haben eine Gemeinsamkeit in unseren Biografien: Wir waren beide begeisterte Marathonläufer mit – für Amateure – recht akzeptablen Bestzeiten. Ich spulte damals pro Woche meine 80 bis 100 Trainingskilometer exakt nach Plan ab. Hätte mich jemand angewiesen, weniger Sport zu betreiben, um fitter zu werden, ich hätte im besten Fall erstaunt reagiert, wahrscheinlich aber einigermaßen gereizt.

Und da sind wir schon beim ersten Punkt. (Das mit der Gereiztheit erkläre ich auch gleich.)

»Chronic cardio« ist der Begriff, den wir Biohacker für übertriebenes Ausdauertraining verwenden. Und was ist übertrieben?, werden Sie jetzt fragen. Die Schwelle zum Übertreiben liegt viel niedriger, als Sie das vielleicht denken, wir bezeichnen damit nämlich alles über 45 Minuten intensivem Ausdauertraining, und weil Sie gleich noch mal nachfragen: »Intensiv« ist alles oberhalb der anaeroben Schwelle, also sobald Sie je nach Trainingszustand 70 bis 75 Prozent Ihres Maximalpulses überschreiten.

Heute weiß ich: Mein intensives Ausdauertraining an mehreren Tagen die Woche hat einen nicht unwesentlichen Beitrag dazu geleistet, dass ich meine Gesundheit seinerzeit ordentlich gegen die Wand gefahren habe.

## 40. WAS CHRONIC CARDIO SO GEFÄHRLICH MACHT

Das hat verschiedene Gründe. Zunächst mal baut der Körper unter dieser länger andauernden hohen Belastung das Stresshormon Cortisol auf. Davon wollen wir auf Dauer nicht zu viel im System haben. (Wir haben ohnehin alle mehr als genug davon.) Eine Folge dieses erhöhten Cortisolspiegels ist auch eine Hemmung der ... ja, leider, Fettverbrennung. Eine weitere Folge: Muskelabbau. Ja, viele engagierte Marathonläufer fallen in die Kategorie der sogenannten »skinny fat«, also jener Menschen, die zwar dünn aussehen, aber einen unverhältnismäßig hohen Körperfettanteil haben.

Eine weitere Folge: Wenn Sie mit knallrotem Kopf durch den Park hetzen und Ihren Cortisolspiegel in den Halbpanikmodus schrauben, dann untergraben Sie Ihre sozialen Kompetenzen. Etwas direkter formuliert: Alle Menschen nerven Sie schrecklich. (Und Sie nerven umgekehrt alle anderen, aber wenigstens das bemerken Sie selbst nicht.)

» ***Die Schwelle zum übertriebenen Ausdauertraining liegt viel niedriger, als Sie das vielleicht denken.***

# 41. WIESO SPAZIEREN DAS BESSERE LAUFEN IST

Missverstehen Sie mich nicht: Ich habe überhaupt nichts gegen lang andauernde Belastungen, und ich habe überhaupt nichts gegen hochintensive Belastungen. Aber die Kombination dieser beiden Belastungen, die halte ich auf Dauer für problematisch.

Wie also tun Sie auf intelligente Weise etwas für Ihre Herz-Kreislauf-Fitness?

Erstens: Gehen Sie spazieren! Ich versuche, wirklich jeden Tag eine Stunde mit niedrigem Puls – bei mir sind das 70 bis maximal 110 Schläge im Durchschnitt – zu gehen. Manchmal, wenn ich es etwas ernster angehen und eher die 110 Schläge anvisieren möchte, schnalle ich mir dabei einen Gewichtsrucksack um. Ein Gewichtsrucksack ist exakt, wonach es klingt: eine Art Gewichtsweste, die aussieht wie ein Rucksack und in die man Stahlplatten steckt. Je nach Lust und Fitnesslevel von 5 bis 20 Kilogramm. Ich bin gerne am Wochenende mit 15 bis 20 Kilo Beladung unterwegs. Wer es besonders »hart« mag, nimmt sich noch eine Kettlebell (Kugelhantel) als Handgepäck mit.

Da bin ich immer noch mit Sicherheitsabstand unterhalb meiner anaeroben Schwelle unterwegs und trainiere mein Herz-Kreislauf-System sehr wirkungsvoll.

Zweitens rate ich Ihnen: Wagen Sie sich in die intensive Belastung, sprinten Sie, pushen Sie sich durch ein High-Intensity-Intervalltraining. Und laufen Sie gerne auch, so schnell Sie nur können. Jagen Sie Ihren Puls so hoch wie möglich. (Natürlich nach entsprechendem Go Ihres Arztes, das gilt aber grundsätzlich für jede Art der ambitionierten sportlichen Belastung.) Aber erstens nicht länger als 20 Minuten, zweitens nicht häufiger als zwei-, maximal dreimal pro Woche.

Wie bestimmen Sie Ihre anaerobe Schwelle? Da gibt es die Daumen-mal-Pi-Methode, indem Sie Ihren Maximalpuls bestimmen. Das tun Sie zum Beispiel, indem Sie 400 Meter so schnell wie möglich laufen, drei Minuten Pause, danach wieder 400 Meter Maximaltempo – und das Ganze drei- oder viermal. Ein zweifelhaftes, aber erkenntnisreiches Vergnügen mit hochrotem Kopf am Rande des Kollapses. Von dem maximalen Pulswert, den Sie bei dieser Tortur erreichen, errechnen Sie 70 bis 75 Prozent, in diesem Bereich wird Ihre Schwelle liegen. Oder, das ist die wissenschaftliche Methode, Sie gehen's mit einer sportwissenschaftlichen Laktatmessung an. Dann kennen Sie Ihre anaerobe Schwelle genau.

Ob Sie übrigens lieber spazieren gehen, mit oder ohne Gewichtsrucksack, ob Sie lieber langsam laufen, ob Sie entspannt Rad fahren oder schwimmen, das ist Ihnen überlassen. Ganz egal. Hauptsache, es ist nicht zu intensiv.

## 42. ZÜNDEN SIE DEN TRAININGSHOCHOFEN!

Wie holen Sie sich Ihre zwei-, drei-, viermal hohe Intensität pro Woche? Mir persönlich ist da das Krafttraining am liebsten, aber das ist Geschmackssache. Sie können auch die Stiegen zu Ihrer Wohnung in den dritten Stock sprinten (Achtung auf Frau Meier von Tür 5 und ihren Dackel, die gerade vom Gassigehen heimkommen!), Sie können sich auf ein Spinning Bike mit freiem Schwungrad setzen und Ihren Puls 45 Sekunden lang Richtung Jericho schicken. Hauptsache, Sie kommen so richtig außer Atem.

In diesem physiologischen Trainingshochofen verbrennen Sie den in Leber und Muskulatur gespeicherten Zucker, aber Sie verschonen das Protein Ihrer Muskeln und schicken Ihren Körper in die Fettverbrennung. Außerdem geben Sie Ihrem Herz-Kreislauf-System einen harten, aber herzlichen Rempler, den es als Trainingsreiz nutzt.

Die High-End-Lösung für diese kurzen, scharfen Einheiten ist das von Stefan erwähnte CAR.O.L-Bike. Ein spezielles Ergometer, in dem

## DER MORGENDLICHE FETTABBAU-TRICK

**Der traditionelle Morgensport hat schon Sinn.** Nicht unbedingt Krafttraining, das ist zeitunabhängig (solange es nicht so spätabends passiert, dass es Ihren Schlaf stört). Aber leichtes Ausdauertraining – morgens auf nüchternen Magen spazieren zu gehen oder locker in die Arbeit zu radeln – ergibt richtig Sinn. Maximal Puls 100, Sie sollten dabei nicht mal wirklich ins Schwitzen kommen. Dieses morgendliche Nüchterntraining verbrennt wunderbar Fett – einfach weil über Nacht die Glykogenreserven (also der gespeicherte Zucker) schon einmal geleert wurden und der Körper daher früher an den Fettreserven rumknabbern muss, um sich Energie zu holen.

Bitte zügeln Sie aber Ihren Ehrgeiz! Eine halbe Stunde bis Stunde leichte Morgenbewegung auf nüchternen Magen reicht nicht nur, sondern bringt in Sachen Fettverbrennung auch viel mehr, als wenn Sie's sportlich übertreiben.

Die Wirkung verstärken können Sie sehr wirksam, wenn Sie danach im Büro nicht gleich ein Kipferl oder einen Krapfen verdrücken. Lassen Sie Ihren Fettverbrennungsofen ruhig noch ein bisschen weiterglosen.

eine künstliche Intelligenz in weißem Kittel hockt und Sie Ihrem Trainingszustand entsprechend in die für Sie ideale Pulsregion pusht. Eine CAR.O.L-Einheit dauert nicht ganz 10 Minuten inklusive gerade mal zweier 20-Sekunden-Sprints – klingt gar nicht schlimm? Diese

Sprints bescheren Ihnen den wunderschönsten Sternenhimmel vor dem inneren Auge.

Durch die perfekte Abstimmung der Belastung auf Ihren Fitnesszustand können Sie gerne auch fünf wöchentliche Rendezvous mit CAR.O.L einplanen. Sie werden haarscharf an die Grenze der Überbelastung geführt, aber eben nicht darüber, das Ding ist wirklich toll. (Der Preis ist es leider übrigens auch.)

## 43. TABATA? LEIDER NUR FÜR LEISTUNGSSPORTLER

Stichwort Tabata-Training: Man hört oft davon, dass 4 knallharte 40-Sekunden-Belastungen mit je 20 Sekunden Pause das idealste Aufwand-Nutzen-Verhältnis aller Trainingsformen bieten. Das mag stimmen, die entsprechenden Studiengrundlagen belegen das auch. Große Einschränkung: Nur absolute Leistungssportler sind in der Lage, 4 40-Sekunden-Einheiten auf höchster Intensität durchzuziehen. Otto Normalverbraucher – und da zähle auch ich mich dazu – schafft maximal eine Einheit im Maximum, den Rest biegt er irgendwie rüber. Und dann sind wir eben nicht mehr in diesem Höchstintensitätsbereich, den wir uns wünschen.

## 44. BFR-TRAINING: DIE GENIALE MOGELPACKUNG FÜR DIE MUSKELN

Stefan hat Blood Flow Restriction erwähnt, und ich komme gerne auch auf diesen Punkt zu sprechen. Hintergedanke: Indem man den Blutfluss zu Extremitäten erschwert, werden dem Körper viel höhere als die tatsächlichen Belastungen vorgegaukelt. Er schüttet die entsprechenden

Hormone aus, Ergebnis: viel höhere Hormonausschüttung, viel höherer Trainingseffekt.

Blood Flow Restriction ist keine ganz unheikle Geschichte. Bitte besorgen Sie sich unbedingt dafür geeignete Weichgummibänder, verwenden Sie niemals Stricke, Kabel oder Ähnliches. Sobald Sie zu fest zuknoten, können Sie tatsächlich Nervenbahnen ernsthaft schädigen. Wer auf Nummer sicher gehen möchte, besorgt sich ein Kaatsu-System, das findet dank künstlicher Intelligenz die auf die Kommastelle richtige Intensität, freilich um den recht stolzen Preis von rund 4.000 Euro. Wer sich ein wenig schlau macht und vorsichtig an die Sache herangeht, kriegt um einen Bruchteil der Kohle entsprechende Manschetten, zum Beispiel von B Strong.

» ***BFR: Indem Sie den Blutfluss zu Ihren Extremitäten erschweren, gaukeln Sie Ihrem Körper ein viel härteres Training vor, als Sie tatsächlich absolvieren.***

## 45. WIE ICH ALS BIOHACKER »FITNESS« DEFINIERE

Wie messe ich Fitness? Was ist das Ziel meines Trainings? Ich bin heute sicher nicht mehr in der Lage, einen Marathon in 2:45 Stunden zu laufen, auch wenn ich deutlich fitter, leistungsfähiger und gesünder bin denn je. Ich arbeite auf ein Ziel hin, das irgendwo zwischen »länger leben« und »schwieriger umzubringen« liegt. Ersteres ist selbsterklärend, Zweiteres wird vielleicht einer gewissen Erläuterung bedürfen.

Wir sind evolutionär darauf ausgerichtet, lange Strecken zu Fuß zurücklegen zu können. Und dann aber in ganz kurzen, sehr intensiven Belastungen sehr viel Kraft zu entwickeln. Heutzutage kommen wir nur noch selten in die Verlegenheit, vor einem hungrigen Raubtier davonlaufen zu müssen. Aber am Flughafen den Anschlussflug am eineinhalb Kilometer entfernten Gate zu erwischen? Das will ich können, und zwar nicht nur mit Ende 40, sondern auch in 10, 20 Jahren noch. Und ich will auch in 30 Jahren, wenn es mich einmal eine Treppe runterhaut, ausreichend Muskulatur besitzen, um das Ganze abfedern zu können. Wenn ich dem Schreckgespenst aller über Fünfzigjährigen gelassen begegnen kann, dem altersbedingten Muskelabbau, dann hab ich schon sehr viel erreicht.

## 46. WIESO SIE MUSKELN AUFBAUEN SOLLTEN

Ganz abgesehen davon, dass ein anständiger Muskelanteil am Körpergewicht auch ganz wesentlich dazu beiträgt, dass man dieses höhere Alter überhaupt erreicht. Muskeln sind stoffwechselaktives Gewebe – was unter anderem heißt, dass sie auch in Ruhe Kalorien verbrennen –, und vor allem sind sie nichtentzündliches Gewebe. Ganz im Gegenteil zu Körperfett, das eben nicht stoffwechselaktiv ist und niederschwellige Entzündungen im Körper fördert und außerdem Östrogen freisetzt, während durch die Beanspruchung eines Muskels Testosteron ausgeschüttet wird. Man könnte jetzt ganze Seiten über Testosteron füllen, auch warum es für Frauen so eminent wichtig ist, aber wir belassen es vielleicht ganz kurz dabei: Gesunde Testosteronwerte sind ein entscheidender Faktor der Gesundheit und Lebensfreude. Egal wie alt Sie sind und welchem Geschlecht Sie sich zugehörig fühlen. Punkt.

Dass Sie, wenn Sie sich an regelmäßiges Krafttraining heranwagen, auch die Insulinsensitivität Ihrer Körperzellen verbessern und damit Ihren Blutzucker langfristig besser im Griff haben, sage ich nur der Vollständigkeit halber, überzeugt sollten Sie ja schon sein.

» ***Fitness heißt für einen Biohacker: auch im Alter die Treppe runterstürzen können. Und den nächsten Flieger erwischen.***

## WIESO ICH MEIN X3 SO GERNE MAG

**X3 ist, wie Stefan schon beschrieben hat, eine Metallplatte, unter die man Gummibänder einfädelt,** und eine Griffstange mit kleinen Befestigungen für ebendiese Bänder. Mit Platte, Band und Stange lassen sich alle Grundübungen des Krafttrainings wunderbar durchführen, ganz ohne Hanteln, was den X3 auch zu einem wirklich sympathischen Reisebegleiter macht.

Man steht auf der Platte, drückt und zieht die Gummibänder mittels Griffstange lang. Den Trainingseffekt verstärkt die sogenannte progressive Belastung der Bänder: »Progressive Belastung« bezeichnet nichts anderes als den logischen Umstand, dass Gummibänder, je mehr sie gedehnt werden, immer größeren Widerstand erzeugen.

In zwölf Minuten ist man mit einem X3-Satz durch. Und wenn man ihn richtig durchgeführt hat, also wirklich hart bis an die Grenze des Muskelversagens, dann kann man mit zwei, drei X3-Einheiten pro Woche einen sehr zufriedenen Haken hinter das Thema Krafttraining machen.

# So viel Bewegung wie möglich

SITZEN, GEHEN UND STEHEN IM ALLTAG ZU UNGEFÄHR GLEICHEN TEILEN ABZUWECHSELN IST EIN WUNDERBARER BIOHACK.

## SO HACKT DER AMATEUR

### STEFAN WAGNER

Wenn Sie das letzte Kapitel übersprungen haben, ist das nicht schlimm. Da ging es nur ums Schlank-, Fit- und Gesundsein mit ein paar Minuten Aufwand pro Woche.

Diesmal geht es um Leben und Tod. Sie befinden sich in Lebensgefahr. Jetzt. Nicht so unmittelbar, dass Sie Angst haben müssen, das Ende dieses Kapitels zu verpassen. Aber wahrscheinlich sitzen Sie gerade. Und wahrscheinlich sitzen Sie schon ein, zwei Stunden so da. Und wahrscheinlich sitzen Sie überhaupt jeden Tag, im Auto, auf der Couch, vor dem Schreibtisch. (Im Durchschnitt sitzen Sie 7,5 Stunden pro Tag. Wenn Sie jung sind, sind es 9 Stunden, das hat mit dem Schulsitzwahnsinn zu tun und mit dem Videospielwahnsinn und dem Nicht-mehr-rausgehen-Wahnsinn, mit dem wir unsere Kinder aufziehen.)

Stehen Sie jetzt auf. Ja, Sie. Ja, jetzt. Lesen Sie im Stehen weiter. Beine ausstrecken, Becken aufrichten, untere Wirbelsäule bleistiftgerade ausgerichtet. Was jetzt zieht, sind Ihre Hüftbeuger. Die verziehen und verschrauben, weil vom Dauersitzen verkürzt, Ihren gesamten Körper.

Behandeln Sie jedes Sitzen über 25 Minuten ab sofort als Laster. Tun Sie's gar nicht wegen der Schmerzen in Rücken, Nacken und Schultern, tun Sie's wegen dem, was Sie nicht spüren: dem Verblöden und dem Sterben. Ab 25 Minuten Sitzen sinkt Ihr IQ, Sie sind leichter gestresst und schwerer konzentriert, Ihr Gewicht steigt ebenso wie Ihre Chancen auf Krebs, Schlaganfall und Diabetes. Jede Stunde Rumsitzen vorm Fernseher kostet 22 Minuten Lebenserwartung. Das ist das Doppelte einer Zigarette. Sitzen ist nicht das neue Rauchen, Rauchen ist das alte Sitzen.

Das hat damit zu tun, dass Sie nicht fürs Sitzen gebaut sind. Nach ungefähr 25 Minuten Sitzen schaltet Ihr Körper in den Passivmodus. Er übt sterben. Denn Ihr Körper, ein Genie der Ressourcenschonung, regelt nicht benötigte Vitalfunktionen runter, beim Sitzen vor allem die Blutversorgung von weniger benötigten Körperteilen wie Beinen, Füßen und Gehirn. Ja, Gehirn. Die Evolution wäre nie auf die Idee gekommen, Sitzen mit Nachdenken zu kombinieren: Ein schlauer Jäger, ein kluger Sammler und ein listiger Fischer überlebten, ein vergrübelter Herumsitzer behielt seine Gene für sich.

Natürlich sitze auch ich zu viel. Aber was tu ich, um mir möglichst wenige der geplanten 120 Jahre wegzusitzen?

1. Ich zähle meine täglichen Schritte, das schafft sogar meine alte Polar-Uhr. Nie Lift, nie Rolltreppe. Bin ich abends unter 10 000 Schritten, gehe ich eine Runde spazieren.
2. Ich unterbreche das Sitzen. Beim Hinsetzen stelle ich mir einen 25-Minuten-Timer. Wenn's bimmelt, drei Minuten herumgehen, ein paar Kniebeugen, Arme und Beine strecken. Reicht als Stoffwechsel-Defibrillator. An meinen entschlosseneren Tagen lass ich das Handy auch während Meetings bimmeln. Mir ist lieber, die Leute halten mich für deppert, als ich werde es.
3. Ich spaziere. Täglich eine halbe Stunde, besser eine Stunde. An keine andere Bewegung hat uns die Evolution so genial angepasst wie ans Spazierengehen. Der Mensch ist kein Homo sapiens oder Homo ludens, sondern ein Homo ambulans: Wir sind eine Spazierspezies.
4. Ich arbeite stehend. Fürs Zwischendurch-Aufstehen reicht ein Notebook-Ständer, da sind Sie um 40 Euro dabei, oder auch ein paar Bücher als Unterlage. Im Stehen zu arbeiten verbrennt 100 Kalorien pro Stunde mehr als im Sitzen, außerdem sind Sie produktiver und stressresilienter.
5. Ich arbeite gehend. Den ganzen Tag zu stehen ist zwar weniger schlecht als den ganzen Tag zu sitzen, aber weniger schlecht ist nicht gut. Gut ist ein Gehschreibtisch: ein Laufband unter den Steh-

schreibtisch legen (oder ein Brett auf dem Laufband montieren), auf 1,6 km/h bis 3,2 km/h einstellen und losspazieren. Kostet in der Eingewöhnungszeit ein paar Prozentpunkte Produktivität, aber nach ein paar Wochen sind Waden und Birne strammer.

Wenn Ihnen zusätzliche Lebensjahre als Motivation nicht reichen: Drei Stunden Gehen statt Sitzen pro Arbeitstag summieren sich im Jahr auf ungefähr 50 000 verbrannte Kalorien. Das sind etwas mehr als sieben Kilo reines Körperfett.

» ***Was Sie genau jetzt für Ihren Körper tun können, für Ihren IQ, Ihre Gesundheit und ein paar zusätzliche Lebensjahre? Stehen Sie auf.***

## SO HACKT DER PROFI
## ANDREAS BREITFELD

Wie Sie Sitzzeit einsparen, ohne zum bornierten Dogmatiker zu mutieren. Wie Sie Schritte sammeln bei der E-Mail-Korrespondenz und beim Telefonieren und wieso Ihre Telefongespräche besser gelingen, wenn Sie dabei spazieren.

### 47. LASSEN SIE DIE TARANTEL TARANTEL SEIN

Es passt gut, dass wir jetzt direkt im Anschluss ans Sportthema das Nichtsitzen-Thema angehen. Das gibt uns die sehr schöne Chance, unsere Ode ans Spazierengehen vom vorigen Kapitel in Erinnerung zu rufen.

Aber bevor wir zum Hohelied auf die Schritte kommen: zum Sitzen. »Sitzen ist das neue Rauchen« mag ich. Ein bisschen zugespitzt, aber wirklich nur ein bisschen, genau genommen müsste es heißen: »Dauersitzen ist das neue Rauchen«. Gelegenheitssitzen ist deutlich harmloser als Gelegenheitsrauchen. Ein bisschen darauf zu achten, nicht zu viel und nicht zu lange zu sitzen, reicht völlig. Sich abzuwechseln in einem Alltag, der aus Sitzen, Gehen und Stehen besteht, gerne zu ungefähr gleichen Teilen, ist ein wunderbar einfach umzusetzender Biohack.

Und ich glaube nicht, dass es der Gesundheit wirklich abträglich ist, hin und wieder länger zu sitzen. Jedenfalls nicht so abträglich, wie sich beim Kinobesuch oder einem netten Abendessen mit Freunden einen Timer zu stellen und alle 25 Minuten wie von der Tarantel gestochen aufzuspringen, um streberhaft ein paar Schritte zu gehen. Glauben Sie mir: An einem gemütlich versessenen Abend werden Sie nicht versterben.

# 48. WAS DAS HOCKEN KANN

Was Stefan nicht erwähnt hat, ist das Hocken. Hocken ist unter Biohackern und auch unter CrossFittern eine beinahe kultisch verehrte Form der Körperhaltung, angeblich überhaupt das Beste, was man tun kann: zur Erholung, zur Stärkung und Dehnung des Bewegungsapparats, und auch ... hm, dazu gleich.

Ich verstehe den Hock-Hype ja in der Theorie und in der Biomechanik. Aber in der Praxis? Sorry, meine Körperkomposition reicht gerade mal dafür, die Hocke als besonders unangenehme Trainingsposition anzuerkennen und respektvoll zu meiden. Wenn's für Sie passt, wenn Sie sich beim Hocken entspannen können wie diese wunderbar gelenkigen kleinen Asiaten am Straßenrand, dann sehr gut, und es ist auch okay, wenn Sie sich fürs Hocken zwei Keile unter die Fersen legen. Dann hockt es sich deutlich einfacher und komfortabler. (Und man kann auch als Nichthocker ein einigermaßen vernünftiges Leben führen.)

Vor ein paar Jahren war das Hocken in einer sehr privaten Lebenssituation ein großer Biohacking-Hype, entsprechend befeuert durch ein Start-up, das offenbar ein wenig Geld für Marketing übrig hatte. Der Squatty Potty, den man vor die Klomuschel stellt und auf den man die Füße platziert, folgt einer sehr vernünftigen Idee: dass man nämlich beim Stuhlgang eine hockende Position einnehmen soll. Diese führt zu einer günstigen Position des Enddarms. Jemand, der mit Themen wie Darmträgheit oder Verstopfung oder Ähnlichem zu tun hat, kann so etwas – siehe oben – als eine sehr vernünftige Idee betrachten. Freilich muss es nicht das Squatty-Potty-Original um 40 Euro sein, ein kreuzeinfacher Schemel vorm Klo tut's auch, auf den kann man seine Füße genauso gut stellen.

# 49. WIESO MAN VOM SITZEN RÜCKENSCHMERZEN KRIEGT

Was aber ist das wirkliche Problem beim Sitzen? Warum wird es so verteufelt? Ganz kurz gesagt: Sitzen ist eine zusammengeknirschte Haltung. Unsere Blutversorgung läuft bestenfalls mäßig gut, der Darm wird einigermaßen zusammengequetscht und geknickt. Die Hüftbeuger verkürzen sich, was beim Stehen ein Hohlkreuz zur Folge hat (einfach weil die verkürzten Hüftbeuger die Achse des Hinterns verschieben und ihn dadurch entenhaft rausdrücken), was wiederum den Druck auf einzelne Bandscheiben und Wirbel im unteren Rücken verstärkt und Kreuzschmerzen zur Folge hat. Braucht man alles nicht.

Was verschärfend hinzukommt: Wir sitzen ja heutzutage nicht mehr, wir lungern rum. Ich halte die viktorianisch strenge aufrechte Sitzhaltung zwar auch nicht für gesund, aber für weniger problematisch als dieses unförmige Rumgefläze. Da wird dem Körper keinerlei statische Haltbarkeit oder Ähnliches abverlangt, das ist einfach nur mehr die Allegorie des Rumvegetierens.

Also: Verbringen Sie so viel Zeit Ihres Tages wie möglich in anderen Positionen als im Sitzen. Stehen Sie, gehen Sie, springen Sie, joggen Sie, hocken Sie. Von mir aus liegen Sie zur Abwechslung zwischendurch, auch gut. Je bewegter, je vielfältiger, je abwechslungsreicher, desto besser.

Die Vorteile des Stehens sind sehr schnell erklärt: die Nachteile des Sitzens, nur eben aufgehoben. Bessere Blutversorgung, bessere Darmleistung, keine zusammengequetschten Organe.

Stehschreibtisch? Natürlich super. Aber wenn Sie sich keinen kaufen möchten oder können, dann tut's auch ein Stuhl auf einem Tisch, ein Schemel, ein Stapel Bücher oder irgendwas anderes, das Ihre Arbeitsfläche auf die passende Höhe bringt.

## TELEFONIEREN? RAUS MIT IHNEN!

**Was ich mir längst zur Angewohnheit gemacht habe:** bei Telefongesprächen aufstehen und herumgehen. Bei längeren Gesprächen rausgehen in den Park. Das hilft mir nicht nur beim Schrittesammeln und verbessert also nicht nur meine Gesundheit, sondern ist auch ein Beitrag zu einem besonneneren, kreativeren, konzentrierteren Gespräch. Denn wer sich bewegt, versorgt sein Gehirn besser mit Sauerstoff, das fördert Konzentration und Denkvermögen. Bewegung bringt auch den wunderbaren Vorteil mit sich, dass bei prickelnderen Gesprächssituationen der Fight-or-flight-Modus weniger leicht anspringt. In Alltagssprache übersetzt: Wer während des Telefongesprächs im Freien rumspaziert, ist weniger anfällig für Stress und weniger gefährdet, emotionale Kontrollverluste zu erleiden.

Wenn Sie also ein konfliktschwangeres Telefonat zu führen haben: Aufstehen, gehen, am besten raus mit Ihnen ins Freie!

## 50. WIE SIE BEIM ARBEITEN SCHRITTE SAMMELN

Der große Bruder des Stehschreibtischs ist der »Treadmill Desk«, der Gehschreibtisch oder Laufbandschreibtisch. Ist genau das, wonach es klingt: ein Schreibtisch mit daruntergeschobenem Laufband. Ich hab selbst so einen, verwende ihn auch, immer wieder, aber nicht allzu oft, nicht allzu lange und auch nicht bei allen Tätigkeiten.

Für mich funktioniert der Gehschreibtisch bis zur intellektuellen Herausforderung auf dem Niveau der Beantwortung von E-Mails. Komplexere Texte zu lesen, Texte selbst zu verfassen, wissenschaftliche Quellen zu sichten und zusammenzufassen, die Steuererklärung durchzudenken, das geht zumindest bei mir im Sitzen oder Stehen besser. Ich verfalle am Gehschreibtisch in eine Art Multitasking-artigen Stress, mag ein Mangel an Gewöhnung sein, ein intellektuelles Grunddefizit oder eine andere individuelle Leistungsschwäche, angeblich sollen Leute ja tatsächlich ganze Bücher im Gehen verfasst haben. Sie können's ja für sich ausprobieren. Anwender, die gut damit zurechtkommen, empfehlen bei intellektuell herausfordernden Tätigkeiten Geh-Geschwindigkeiten von 2,8 bis maximal 3 km/h.

Schritte sammeln lässt es sich also auch tagsüber wunderbar, ob es am Ende wirklich 10 000 pro Tag sein müssen oder ob auch 8000 reichen, das spielt nicht so eine entscheidende Rolle. (Die 10 000 sollen ja Ergebnis einer Mischung aus Berechnungsfehler und Marketing-Gag eines japanischen Produzenten von Schrittzählern gewesen sein.)

Gehen Sie, spazieren Sie, nützen Sie jede Gelegenheit aufzustehen, sich zu bewegen. Es ist ein unschätzbar wertvolles Investment in Ihre Lebensqualität, Leistungsfähigkeit und Gesundheit.

## DIE SACHE MIT DEN WADEN – UND DER BIOHACK FÜR DEN GEHSCHREIBTISCH

**Vom gesundheitlichen Standpunkt aus** ist der Gehschreibtisch großartig, mit lediglich einer Einschränkung: Angetrieben von der Anfangseuphorie eines frischgebackenen Gehschreibtischbesitzers, hab ich es wohl ein wenig übertrieben. Mit dem Ergebnis, dass ich mir wirklich ernsthafte Probleme mit den Waden einhandelte, die Sehnen rund um die Fußgelenke waren übel beleidigt. Der Anfängerfehler, der mir damals passierte: zu viel und vor allem zu schnell, möglicherweise auch falsches Equipment und falsche Technik.

Damit Ihnen das nicht passiert, ein paar Tipps:

- Starten Sie mit der Geschwindigkeitsstufe »kriechbehinderte Schnecke«. Geben Sie sich Zeit – durchaus ein paar Wochen – bis Sie das Tempo steigern.
- Tatsächlich ein paar Wochen, denn: Ihr ganzer Bewegungsapparat muss sich an die neue Belastung gewöhnen, Gelenke, Muskeln, Sehnen, Bänder. Das braucht Zeit!
- Wieso »neue Belastung«, es geht doch ums Gehen?, werden Sie fragen. Tatsächlich ist es eine neue Belastung, denn: Es ist ein anderes Gehen. Nicht Sie drücken den Boden unter sich weg, der Boden fährt unter Ihnen weg. Auf dem Laufband zu gehen ist biomechanisch etwas anderes, als auf festem Boden zu gehen. Andere Belastung, anderer Reiz.
- Abgeraten wird davon, barfuß oder mit Barfußschuhen auf dem Laufband zu gehen. Besser sind saubere Tennisschuhe. Das hängt mit dem soeben angesprochenen Unterschied der Gehtechnik, insbesondere mit der anderen Abrollbewegung, zusammen.
- Tim Ferris, der mich am Beginn meiner Biohacking-Laufbahn mit seinen Büchern enorm inspirierte, liebt die Arbeit am Gehschreibtisch. Er stellt das Laufband dabei auf eine leichte Steigung, was ihn der natürlichen Abrollbewegung über den Vorfuß näherbringt, sehr schlau. Ebenso wie eine zweite Idee, die ich immer noch gerne anwende: Tim verwandelt seine Arbeitsstunden auf dem Gehschreibtisch mithilfe einer Gewichtsweste in ein kleines Work-out.

9

# Atmung und Stress-resistenz

DIE NASE IST DA, DAMIT WIR DURCH SIE ATMEN.

## SO HACKT DER AMATEUR

### STEFAN WAGNER

Beginnen wir dieses Kapitel gemeinsam.

Atmen wir.

Ein, aus, ein, aus. Ganz ruhig, ganz normal. In dem Rhythmus, der Ihnen passt, ein, aus, wie es sich für Sie angenehm anfühlt.

Noch drei-, vier-, fünfmal ein, aus, dann halten Sie bitte nach dem Ausatmen die Luft an, ganz entspannt, und schauen auf die Uhr. Stoppen Sie, wie lange Sie die Luft anhalten können, aber – und das ist wichtig – so entspannt, dass Sie danach ganz normal weiteratmen können.

Also nicht Luft anhalten, so lang's geht, sondern nur, so lang's geht, ohne dass Sie nachher nach Luft ringen, kein Schwindeln, kein Ehrgeiz. … 24, 25, 26 … bleiben Sie entspannt.

Fertig? Gut. Sie haben wahrscheinlich 20 Sekunden geschafft, plus/minus 5.

Die schlechte Nachricht: Alles unter 20 ist, ich will Sie nicht beunruhigen, kein Hinweis auf einen besonders fulminanten Gesundheitszustand. Okay ist alles ab 30 Sekunden, wirklich gut alles ab 40.

Die gute Nachricht: Ihr Ergebnis ist wahrscheinlich besser als meines. Ich habe nämlich 18 Sekunden geschafft. 18.

Die Glaubwürdigkeit dieses Buches verwandelt sich mit dieser Zahl in einen asthmatischen Kettenraucher, der keuchend der Straßenbahn nachgerannt ist, Sie haben ihm mitleidig Ihren Sitzplatz überlassen, er erzählt Ihnen daraufhin bronchienrasselnd, blass und kalt schwitzend von seinen Plänen, 120 Jahre alt zu werden.

Es gibt keinen zweiten Körperparameter, bei dem ich nur ansatzweise so ablose, aber wenn das bei 18 Sekunden bleibt, kann ich mir die 120 Jahre aufzeichnen.

Der Test, bei dem Sie soeben hoffentlich besser abgeschnitten haben als ich, heißt »Kontrollierte Pause« und stammt aus einer Atemtechnik, die keine Atemtechnik ist, sondern eine Atemlebensweise.

Wir verdanken sie dem russischen Arzt Konstantin Buteyko. Er entdeckte in den 1960ern einen Zusammenhang zwischen dem Atmen seiner Patienten und ihrem Gesundheitszustand: Je schlechter es ihnen ging, desto tiefer und desto mehr durch den Mund atmeten sie. Je gesünder sie waren, desto ruhiger und desto mehr durch die Nase atmeten sie. Buteyko verschlussfolgerte die Beobachtung in eine Therapie und hielt seine Patienten an, flacher und vor allem durch die Nase zu atmen. Der Zustand erstaunlich vieler Patienten besserte sich erstaunlich stark, Buteyko forschte weiter, heilte Leute von Asthma, forschte weiter und fand im Wesentlichen zwei Dinge heraus:

1. Zu viel zu atmen schadet uns genauso sehr, wie es uns schadet, zu viel zu essen.
2. Durch den Mund zu atmen schadet der Gesundheit.

Positiver formuliert: Wir können unsere Gesundheit enorm verbessern, indem wir

a) leicht (aber dennoch in den Bauch!) und
b) immer durch die Nase atmen.

» **_Zu viel zu atmen schadet uns genauso sehr, wie es uns schadet, zu viel zu essen._**

Das klingt zunächst, als hätte jemand beim Forschen die Luft zu lange angehalten. Aber Buteykos Methode ist kein sauerstoffarmer Hokuspokus, sondern Wissenschaft. Kurz zusammengefasst: Wenn wir stark atmen, atmen wir viel $CO_2$ ab. $CO_2$ ist aber Voraussetzung dafür, dass der Sauerstoff, den wir ohnehin in ausreichender Menge im Blut haben, in die Zellen transportiert werden kann. Und dort brauchen wir ihn. Im Blut bringt er uns nichts.

Atmen Sie also ab sofort nur mehr durch die Nase. Auch beim Sport, ausgenommen Schwimmen. Im Buch, das ich Ihnen empfehle, gibt es auch jede Menge Übungen, um die Nase frei zu machen.

Hier eine zusätzliche: Pressen Sie zugleich Ihre Zunge fest gegen den Gaumen und mit einem Finger auf die Mitte Ihrer Stirn. Das bewegt einen Knochen in Ihrem Gesicht, von dessen Existenz Sie bisher nichts wussten, das Pflugscharbein. Warum das funktioniert, weiß ich nicht, aber es funktioniert, ich hab's probiert.

Das Buch ist *Erfolgsfaktor Sauerstoff* von Patrick McKeown. Holprig, langweilig, mühsam, redundant, aber kämpfen Sie sich durch, machen Sie vor allem die Übungen, schreiben Sie mir von Ihren Erfahrungen.

Und danke noch mal für den Sitzplatz vorhin in der Straßenbahn!

## SO HACKT DER PROFI
## ANDREAS BREITFELD

Schließen Sie jetzt mal den Mund. Lassen Sie ihn geschlossen. Lesen Sie dieses Kapitel, während Sie durch die Nase atmen. Sie werden am Ende dieses Kapitels ein gesünderer Mensch sein, und das ist nicht nur so dahergesagt. (Und wenn Ihre Nase verstopft ist: trotzdem Mund zu! Sie wird am Ende des Kapitels freier sein.)

### 51. WIR BRAUCHEN $CO_2$ ZUM ATMEN

... aber Sauerstoff!, werden Sie jetzt denken, es geht doch um Sauerstoff! Je mehr ich davon einatme, desto mehr davon kommt in meine Zellen!, denken Sie, desto besser sind mein Gehirn und die anderen Organe damit versorgt!, und desto besser geht's mir!

Denken Sie.

Und Sie liegen damit falsch.

Denn Sauerstoff, das ist der wichtigste Satz dieses gesamten Kapitels, kann nicht ohne Hilfe in Ihre Zellen gelangen. Er braucht dafür Kohlendioxid, richtig, $CO_2$. Jenes $CO_2$, das als Endgegner unseres Planeten gilt. Das wissen wir, seit Christian Bohr, der Vater des Physik-Nobelpreisträgers Niels Bohr, vor über einem Jahrhundert entdeckte, dass wir $CO_2$ benötigen, um Sauerstoff in unsere Zellen zu bekommen.

Wenn wir aber nun zu heftig atmen, dann atmen wir zwar viel Sauerstoff ein, aber auch viel Kohlendioxid aus. Folge: Der Sauerstoff irrt funktions- und hilflos durch unseren Körper.

## 52. WIE KRIEGEN WIR ALSO NUN SAUERSTOFF UND KOHLENDIOXID IN EINEM VERNÜNFTIGEN VERHÄLTNIS IN UNSEREN KÖRPER?

Da gibt es ein paar Wege. Der erste und wichtigste: die sogenannte Nasenatmung. Wenn Sie nicht gerade essen oder reden oder küssen oder im 100-Meter-Olympiafinale stehen (oder in einer anderen Situation in wahnsinnig kurzer Zeit wahnsinnig viel Sauerstoff verheizen müssen), dann atmen Sie bitte durch die Nase. Wird sich ziemlich sicher zu Beginn ungewohnt anfühlen, fremd, vielleicht sogar beengend oder bedrohlich. Aber Mutter Natur hat uns nicht deswegen eine Nase ins Gesicht gepappt, damit wir einen Ablageplatz für die Sonnenbrille haben. Die Nase ist da, damit wir durch sie atmen. Der Mund ist zum Essen, Reden und Küssen da, damit sollte er genug zu tun haben.

» ***Mutter Natur hat uns nicht deswegen eine Nase ins Gesicht gepappt, damit wir einen Ablageplatz für die Sonnenbrille haben.***

Ich vermute, Sie haben die Fähigkeit der Nasenatmung verlernt. Das zeigt sich unter anderem dadurch, dass Sie zu wenig Luft durch die Nase bekommen. Sie fühlt sich irgendwie verstopft an, auch wenn Sie gerade keinen Schnupfen haben. Das ist nicht gut.

Weil wir gerade unser Experiment am Laufen haben: Atmen Sie noch durch die Nase? Langsam einatmen, den Strom der kühlen Luft durch die feinen Härchen der Nasengänge spüren, wie die etwas erwärmte Luft dann über die eustachische Röhre und den Hals in die Lunge strömt ... ausatmen dürfen Sie, wie Sie wollen, durch Nase oder Mund, das spielt keine Rolle. (Außer Sie essen oder küssen gerade, dann bitte aus Gründen der sozialen Verträglichkeit durch die Nase ausatmen.)

## IMMER DURCH DIE NASE ATMEN? WIRKLICH IMMER?

**Nein. Nicht immer. Aber fast.** Im Alltag? Jederzeit. Beim Stretchen, Spazieren, beim Radeln, beim Joggen? Ja. Beim lockeren Krafttraining? Ja. Solange es irgendwie geht, solange Sie mit dem Gefühl des Luftmangels (»Air Hunger« ist der sehr schöne englische Fachbegriff) zurechtkommen. Damit tun Sie Ihrer Gesundheit was Gutes, und Sie erweisen Ihrer Leistungsfähigkeit einen wertvollen Dienst. Denn dann, wenn es wirklich drauf ankommt, beim hochintensiven Intervalltraining (HIIT), wenn Sie die Bergwertung einer Tour-de-France-Etappe oder den 100-Meter-Sprint im Olympiafinale gewinnen möchten: dann gerne durch den Mund atmen. Alles an Sauerstoff reinschaufeln ins System, was geht. Und Sie werden, je konsequenter Sie davor im Alltag, beim Schlafen, beim Training durch die Nase geatmet haben, umso mehr Sauerstoff ins System kriegen.

## 53. WAS IST SO GUT AN DER NASENATMUNG?

Es gibt Dutzende Argumente dafür, durch die Nase zu atmen statt durch den Mund. Manche haben Sie sicherlich schon gehört, wie jenes, das ich eben angedeutet habe: Die feinen Härchen in Ihrer Nase sind ein wunderbarer Filter für Schadstoffpartikel, die es sich in Ihrer Atemluft bequem gemacht haben. Oder dass die Luft bei ihrem Weg durch die Nase ein wenig aufgewärmt wird: Die Nasenatmung ist wie eine körperinterne Klimaanlage, die bei Winter und Kälte die Lunge davor schützt, dass sie zu viel zugemutet bekommt.

Was Sie vielleicht nicht so wissen: Es gibt einen Zusammenhang zwischen Gesichtsform und Art der Atmung. Wenn man ein markantes Gesicht haben möchte, sollte man durch die Nase atmen und das auch beibehalten.

Und was Sie ganz sicher nicht wissen, aber unbedingt wissen sollten: Die Nase verfügt über Schwellkörper. Und zwar über Schwellkörper, die bis ins Detail jenen ähneln, die wir in anderen, zwei Stockwerke tiefer liegenden Körperregionen zu unserem Vorteil zu nutzen wissen (Männer wie Frauen, übrigens). Und wenn wir konsequent durch die Nase atmen, unterstützen wir die Fähigkeit zur sogenannten Vasodilatation, also der Ausdehnung dieser Gefäße. Wir tun das, indem wir sie mit Stickstoffmonoxid versorgen, mit jenem Stickstoffmonoxid, das bei der Nasenatmung gebildet wird und bei der Mundatmung nicht. Sehr vereinfacht gesagt: Nasenatmung wirkt ähnlich wie Viagra. Was beim Bodybuilder zum berühmt-berüchtigten »Pump« der Muskulatur führt, was dem Pornodarsteller die berufliche Basisqualifikation ist, das können Sie mit Ihrer Nase herbeiführen. Tatsächlich sind mir Fälle bekannt, in denen Männer einiges an verloren gegangenen Fähigkeiten wiederherstellen konnten, wenn sie eine gewisse Zeit lang konsequent durch die Nase geatmet haben statt durch den Mund. (Sie können die entsprechenden

Wirkungen durch die Einnahme von Arginin oder Citrullin oder auch durch den Konsum von Rote-Bete-Saft beschleunigen.)

Das ist auch der Grund, warum es sich gerade bei verstopfter Nase lohnt, besonders bewusst durch die Nase zu atmen: Durch das Anschwellen der entsprechenden Blutgefäße erweitern sich nämlich die Atemwege.

## 54. WAS IHRE $CO_2$-TOLERANZ MIT IHRER STRESSRESISTENZ ZU TUN HAT

Kurze Antwort: jede Menge. Je weniger Sie atmen, desto höher steigt der $CO_2$-Wert in Ihrem Körper. Den nehmen Sie unbewusst wahr, und ab einem gewissen Schwellenwert – der besser höher liegt als niedriger – schlägt Ihr System Alarm, insbesondere Ihre Lunge beschwert sich. Sie beschwert sich nicht über einen Mangel an Sauerstoff, sondern über einen zu hohen Wert an Kohlendioxid.

Das ist ein Stressor, vergleichbar mit vielen anderen Stressoren, denen wir im Alltag begegnen: dem Zahlschein der Gaswerke, dem überraschenden Anruf vom Chef, dem Schreck, wenn Ihnen ein anderer

» ***Sehr vereinfacht gesagt: Nasenatmung wirkt ähnlich wie Viagra.***

Verkehrsteilnehmer die Vorfahrt nimmt oder wenn Ihr Partner wieder mal die Zahnpastatube offen gelassen hat.

Tatsächlich können Sie Ihre Gefasstheit, Ruhe und Besonnenheit in Stresssituationen jeder Art trainieren, indem Sie Ihre $CO_2$-Toleranz trainieren, sinngemäß nach Viktor Frankl: Zwischen Reiz und Reaktion liegt die Freiheit. Ihre Toleranz für Kohlendioxid macht Sie in diesem Raum ruhiger und damit klüger und handlungsfähiger. Abgesehen davon vergrößert sich Ihre intuitive Leistungsfähigkeit, was sogar die Verletzungsgefahr beim Sport reduziert.

## 55. WAS ES IHNEN BRINGT, NACHTS DEN MUND ZUZUKLEBEN

Die forcierte Variante der Nasenatmung ist das sogenannte Mouth Taping. Das ist genau, wonach es klingt: Sie kleben sich beim Schlafen den Mund zu. Dafür gibt es spezielle Bänder, aber ein einfaches medizinisches Klebeband tut's auch. (Bitte wirklich medizinisches Band verwenden, kein Gaffaband oder Ähnliches.)

Mouth Taping bringt bei erstaunlich vielen Menschen erstaunlich schnell erstaunlich große Erfolge. Sehr oft kriegen sie ihre Schnarcherei in den Griff, sehr oft werden Zahnprobleme besser, Dinge wie Mundgeruch verschwinden wie von Zauberhand. Das hat damit zu tun, dass der geschlossene Mund nicht austrocknet, somit das Mikrobiom im Mund – also die Gesamtheit der dort angesiedelten Mikrolebewesen – ungestört seine segensreiche Arbeit fortführen kann.

Außerdem fördert Mouth Taping die Ausschüttung von Vasopressin, jenem Hormon, das Ihre Nieren anregt, Wasser aus dem Harn zurückzugewinnen – mit der Folge, dass Sie nachts weniger oft pinkeln müssen. Mouth Taping fördert also auch auf diese Weise die Ungestörtheit und Qualität Ihres Schlafs.

Bartträger? Bin ich auch. Mouth Taping gelingt dennoch. Es genügt, das Band ganz fein quer über die Lippen zu kleben. Zupft morgens garantiert an keinem der empfindlichen Härchen.

## 56. WIE SIE IHRE $CO_2$-TOLERANZ VERBESSERN

Es gibt Laborsettings, in denen der Zusammenhang zwischen der $CO_2$-Toleranz und der Stressresilienz von Probanden erhoben wird, da verwendet man eine Art metallenen Tauchhelm, sieht einigermaßen martialisch aus und ist üblicherweise nur sinnvoll, wenn Sie ein entsprechendes gesundheitliches Thema haben oder ein völliger Nerd in der Quantifizierung Ihrer Körperdaten sind.

Es ist jedenfalls hilfreich, im Alltag immer wieder mal die Luft anzuhalten. (Bitte nicht während des Autofahrens oder anderer Tätigkeiten, in denen ein plötzlicher Abfall Ihres Aufmerksamkeitslevels negative Folgen hätte.) Beim Spazierengehen die Luft anzuhalten und die Zahl der Schritte zu zählen, bis Sie wieder einatmen müssen: sehr wirksam und außerdem ein Trick, um Gewicht zu verlieren.

Die Auseinandersetzung mit dem Werk von Konstantin Buteyko kann wirklich behilflich sein, ebenfalls sinnvoll ist es, die Wim-Hof-Atmung einmal auszuprobieren. Mit beiden Methoden trainieren Sie Ihre Fähigkeit, höhere $CO_2$-Konzentrationen auszuhalten. (Sie müssen dazu nicht das Buch von Patrick McKeown lesen. Stefans Einschätzung von dessen Schreibstil ist zutreffend. Ich hab Patrick persönlich kennengelernt, er ist ein unglaublich liebenswerter Mensch, sehr intelligent, und seine Atem-Mission ist großartig. Aber er wird niemals ein Entertainer werden.)

## WIE GEHT'S IHNEN HEUTE?

**Ambitioniertere sportlich aktive Menschen** sind daran gewöhnt, morgens zu checken, wie gut sie drauf sind. Dafür gibt es mehrere Möglichkeiten:

- HRV: Wird an anderer Stelle in diesem Buch erwähnt. Misst die Variabilität Ihres Herzschlags. Je höher, desto besser. Sinkt Ihre Herzratenvariabilität unter den gewohnten Bereich, ist das ein Zeichen für körperliche, geistige oder seelische Überanstrengung oder dafür, dass Ihr Körper gerade mit irgendetwas rumzukämpfen hat (Infekt?).
- Ruhepuls: Ist Ihr Ruhepuls höher als gewöhnlich? Dies hat eine ähnliche Aussagekraft wie ein niedrigerer HRV-Wert als üblich.
- Griffkraft: Tatsächlich zeigt sich Ihr Gesamtzustand auch daran, wie fest Sie zupacken können. Es gibt Griffkraft-Messgeräte.
- Kontrollierte Pause: hat Stefan in seinem Beitrag erwähnt. Diese Werte sind sowohl kurzfristig aussagekräftig, im Sinne eines aktuellen Übertrainings oder Infekts, aber eben auch langfristig. Je länger Sie die Luft mühelos anhalten können, desto besser ist Ihr Gesamtzustand.

# Biohacks aus der Natur

DIE SONNE IST DAS WERTVOLLSTE UND VIELSCHICHTIGSTE GESCHENK VON MUTTER NATUR AN UNS BIOHACKER.

## SO HACKT DER AMATEUR

## STEFAN WAGNER

Biohacking ist manchmal sehr teuer und sehr aufwendig (z. B. Stammzellentherapie in den USA). Manchmal weniger teuer, dafür ergebnisoffener (z. B. Stammzellentherapie in Thailand). Manchmal kostet es viel Geld, aber wenig Aufwand (Anti-Aging-Kur mit Peptiden durchführen, Wohnung mit Elektrosmogschutz-Wandfarbe isolieren lassen), dafür Wohnraum (hyperbare Sauerstoffkammer oder Infrarotsauna oder Haustier* anschaffen). Meistens kostet es kein Geld, aber Zeit oder Überwindung (intermittierend fasten, Dankbarkeitstagebuch führen, kalt duschen, Tabata-Training, Mund beim Schlafen zukleben). Manchmal kommt es auch einfach einen Hauch affiger rüber, als das mit herkömmlichen Ansprüchen an gesellschaftliches Ansehen vereinbar wäre (»Der optimierte Wagner«).

Und dann gibt es Biohacking, das weder Zeit noch Geld noch Überwindung noch Reputation kostet. Das hat dann den Nachteil, dass es keine Ausreden mehr gibt.

Hier fünf Biohacking-Beispiele mit optimiertem Aufwand-Geld-Nutzen-Verhältnis:

1. **Barfuß in der Wiese stehen.**
   Oder auf Sand oder (überhaupt am besten) in einem See, Bach oder Meer, Hauptsache, auf natürlichem Grund.
   Aufwand? Schuhe und Socken ausziehen. Nachher Füße abtrocknen oder abwischen.
   Kostet wie viel Geld? Null.
   Nutzen:
   Beim sogenannten »Earthing« oder »Grounding« verbinden Sie sich mit der natürlichen negativen elektrischen Ladung der Erde. Das

fängt freie Radikale ab, dämpft Entzündungen und macht Sie nach dem Sport schneller wieder fit. Tut Ihnen ab der ersten Sekunde richtig gut. Wissenschaftler können die gesundheitliche Wirkung nach rund 20 Minuten messen.

2. **Morgens in die Sonne blinzeln.**
   Aufwand? Fenster aufmachen.
   Geld? Null.
   Nutzen:
   Sie geben Ihrem Körper das Signal, dass der Tag angefangen hat. Dieser Impuls startet einen inneren System-Countdown, der Sie abends zuverlässiger und zu vernünftigerer Zeit müde macht. Draußen ist es nach Sonnenaufgang auch bei bedecktem Himmel heller als drin, solange Sie nicht mit Spezialbeleuchtung schummeln (ist im Winter ausdrücklich erlaubt).
3. **Das Essen kauen.**
   Und nicht damit aufhören, ehe Babynahrungskonsistenz ermalmt ist. Kauen Sie also ungefähr doppelt so oft wie bisher.
   Aufwand? Kiefermuskulatur aktivieren.
   Geld? Null.
   Nutzen:
   Ihr Körper kapiert, dass Sie essen. Er bildet Verdauungsenzyme, die Fette, Kohlenhydrate und Proteine aufspalten und Nährstoffe verfügbar machen. Sie kriegen Ihre Verdauungsprobleme ziemlich sicher ziemlich gut in den Griff. Nebeneffekt: Weil Sie langsamer essen, gewinnt Ihr Körper Zeit, Ihnen mitzuteilen, dass er eigentlich satt ist (dafür braucht er etwa 30 Minuten). Mehr kauen heißt auch weniger essen.
4. **Lebensglück herbeigrimassieren.**
   Mein aktueller Lieblingshack. Wirkt zuverlässig gegen Ingrimm, Stress, Schwermut.
   Aufwand? Ziehen Sie 60 Sekunden lang einen The-Joker-Grinser

über den Ohrläppchenäquator (Anfänger benutzen dafür einen spiegellosen und versperrbaren Raum).

Geld? Null.

Nutzen:

Super. Wirklich. Ihr Organismus merkt, dass Sie grinsen, weil der Wangenmuskel auf den Gesichtsnerv drückt. Ihr Organismus wundert sich, weil er ja nichts von einem Grund zum Grinsen gehört hat, aber der liebenswerte Tölpel denkt, er hat den Grund einfach verpennt, und überschwemmt Ihr System vor lauter schlechtem Gewissen mit einer Extraportion Glückshormonen.

5. **Sex haben.**

Wirkt nicht so zuverlässig wie die Grinserei, hat aber besseres Marketing.

Aufwand? Von ... bis ...**

Geld? Von ... bis ...**

Nutzen:

Sexuelle Aktivität lässt Ihren Organismus glauben, Sie hätten die Absicht, Nachwuchs zu zeugen. Er zieht den Rückschluss, dass Sie jugendlich, gesund und überlebensstabil genug sind, um damit fertigzuwerden, wenn das Vorhaben gelingt.

* Wirklich. Aber es sollte ein Haustier sein, das sich streicheln lässt (Stichwort: Oxytocin) oder das spazieren geführt werden möchte (Stichwort: 10 000 Schritte). Nichts gegen Ihr süßes Schildkrötlein Bruno, Ihren eleganten Zierfisch Annemarie oder den eloquenten Papageno im Käfig, aber fürs Biohacking taugen die drei nicht so sehr.

** Ihr Körper ist da nicht so anspruchsvoll. Er akzeptiert gekauften Sex ebenso wie kostenlosen, solchen in Gesellschaft wie solchen ohne.

## SO HACKT DER PROFI

### ANDREAS BREITFELD

Sie können für Biohacking Tausende und Abertausende Euro ausgeben. (Ich weiß aus eigener Erfahrung: Das geht sehr leicht.) Aber gutes Biohacking gibt's auch völlig gratis.

## 57. GRÜNES LICHT FÜRS ROTE LICHT

Da hat Stefan eine richtig gute Gratis-Biohacking-Liste abgeliefert, kann ich alles unterschreiben, muss ich gar nichts ergänzen. Eines der Themen ist mir freilich wichtiger als alle anderen: das natürliche Licht, die Sonne. Ich glaube, vom Aufwand-Wirkungs-Verhältnis gibt es nichts, was da mithalten kann. Die Sonne ist nach meiner Überzeugung das wertvollste und vielschichtigste Geschenk von Mutter Natur an uns Biohacker. (Rangiert sogar vor Kälte – knapp, aber doch –, und auf die Wunderwirkung der Kombination von Licht und Kälte kommen wir ein wenig später.)

Sonnenlicht besteht aus vielen verschiedenen Frequenzen, und deren Zusammensetzung hat unglaublichen Einfluss auf unsere Biologie. Das liegt daran, dass sich diese Zusammensetzung über den Tagesverlauf ändert. Den Sonnenaufgang dominieren die heilenden Rotlicht-Frequenzen, ähnlich wie den Sonnenuntergang. (Der Unterschied zwischen Morgen- und Abendsonne ist was für Experten, beide Frequenzen bewegen sich im Bereich zwischen 600 und 700 Nanometer.)

## 58. DIE GENIALITÄT DER NATUR

Man könnte in die Knie gehen vor staunender Bewunderung darüber, wie Mutter Natur alles eingerichtet hat: Beim Aufgehen bereitet die Sonne unsere Haut auf die Belastung durch die später folgenden UV-Strahlen vor, fördert die Einlagerung von Kollagen, was all jene unter uns freut, die an weniger Falten und strafferem Bindegewebe Gefallen finden. Die Sonne beim Untergehen wiederum hat die Eigenschaft, die Reparatur von tagsüber entstandenen Schäden zu fördern.

Die Rotlicht-Frequenzen von Sonnenauf- und -untergang können bei Menschen über 40 auch dazu beitragen, dass potenzieller Fehlsichtigkeit vorgebeugt oder auch der eine oder andere bereits entstandene entsprechende Schaden repariert wird. Zwei oder drei Minuten Rotlicht-Exposition morgens oder abends helfen nachweislich – »nachweislich« unter anderem deswegen, weil sich unsere Freunde von der Stanford University die Sache genauer angesehen haben. Der positive Effekt hängt mit der Anregung der Mitochondrien im Auge zusammen.

Wichtig an dieser Stelle: niemals (und ich wiederhole: niemals!) den Blendreflex des Auges zu überwinden versuchen. Wenn sich Licht zu hell anfühlt, ist es zu hell. Punkt. Dann richtet es Schaden an, und zwar in relativ kurzer Zeit relativ irreparablen.

## 59. UV: VIEL BESSER ALS SEIN RUF

Wenn die Sonne im Lauf des Vormittags ein wenig Fahrt aufnimmt, wenn die Lumenzahl (also die Helligkeit) steigt und ein wenig UV-Strahlung dazukommt, wird das Ganze noch spannender. Es hat sich gezeigt, dass dieses Vormittags- und Mittagslicht die Schmerzresilienz signifikant erhöht. Mit anderen Worten: Schmerzen werden als weniger stark empfunden, dazu gibt es faszinierende Studien mit chronischen Schmerzpatienten, die schon von zehn Minuten Exposition profitieren.

Dieser Benefit von Mittagslicht wird sogar schon im Hochleistungssport genutzt. Der großartige Dr. Andy Galpin unterstützt damit die von ihm betreuten Mixed-Martial-Arts-Fighter, also ausgesprochene Experten, was Schmerzen betrifft.

## 60. WIE UNSERE INNERE UHR RICHTIG TICKT

Licht ist einer der stärksten Taktgeber für unsere innere Uhr. Er bringt nicht nur unseren zirkadianen Rhythmus in Gang, sondern kurbelt auch die Hormonproduktion an: Wenn wir uns dem Licht des Sonnenaufgangs aussetzen, profitiert unser Dopaminspiegel davon, das heißt, wir holen uns – evolutionär durchaus sinnvoll – einen kleinen Motivationsschub für alle Aufgaben, die der Tag für uns bereithält.

Sie müssen dazu nicht mal was tun: Allein schon das Rumstehen im Sonnenlicht trägt zur Erhöhung unserer Körperkerntemperatur bei, und erhöhte Körperkerntemperatur macht uns wacher. (Dieses Prinzip können Sie sich umgekehrt auch abends zu eigen machen: Halten Sie die Temperatur im Schlafzimmer niedrig und schlüpfen Sie – wenn das den Rahmen Ihrer sozialen Situationsverträglichkeit nicht sprengt – in Socken und/oder Handschuhe und/oder Mütze. Sie senken damit über Umwege die Körperkerntemperatur. Auch ein paar Gramm Glycin wirken übrigens ähnlich, ich möchte Ihnen diese Alternative an dieser Stelle nicht vorenthalten, vielleicht erspart sie Ihnen die eine oder andere abendliche Diskussion.)

## ERDEN: HUMBUG?

**Kurze und klare Antwort: nein.**

Sich zu »erden« ist ein Begriff, den Sie vielleicht vom Yoga kennen, wenn Sie Ihren Fußsohlen auf der Matte besonders viel Aufmerksamkeit schenken. Dagegen ist nichts zu sagen, aber das Erden, von dem Stefan gesprochen hat, ist reine Physik und wunderbares Biohacking: Der Planet, auf dem wir leben, ist negativ geladen, und durch den direkten Kontakt kommen Ihnen die negativ geladenen Elektronen zugute. Alles, was Sie dazu tun müssen, hat Stefan erklärt: Stellen Sie sich barfuß auf eine feuchte Wiese, baden Sie in einem natürlichen Gewässer, im Idealfall einem salzhaltigen, weil das die Leitungsfähigkeit verbessert. Sie können übrigens auch einen Baum berühren, mit bloßer Hand, wirkt auch.

Sich zu erden ist auch ein wunderbarer Hack, um Jetlag in den Griff zu kriegen. Dass ein früherer Papst dazu neigte, bei Flugreisen nach der Ankunft den Boden zu küssen, war zumindest aus Sicht des Biohackers also etwas durchaus Vernünftiges.

Von Erdungslaken, Erdungsmatten und ähnlichen Gerätschaften halte ich übrigens nichts. Nicht nur, weil sie – in diesem Kapitel unpassend – doch einigermaßen kostspielig sind, sondern auch weil in Innenräumen die Belastungen durch Elektrosmog recht hoch sind. Und Sie, sobald Sie geerdet sind, diese unvorteilhafte Strahlung als eine Art Antenne anziehen. Wollen Sie nicht.

## 61. BLAULICHT STOPPT MELATONIN

Zurück zum Thema Sonne: Blaulicht ist ein Signal an unseren Körper, morgens und vormittags die Bildung des Einschlafhormons Melatonin zu stoppen, und weil wir schon dabei sind: Das Blaulicht von Handy und Computermonitoren ist nicht stark genug, um uns morgens in Gang zu bringen – blöderweise ist es abends stark genug, um unsere Melatoninbildung zu hemmen, aber zum Thema Blaulichtblocker kommen wir zu einem späteren Zeitpunkt in diesem Buch noch ausführlich.

Bleiben wir beim Sonnenlicht, und bleiben wir vor allem bei dem enormen Nutzen, sich morgens dem natürlichen Sonnenlicht auszusetzen: Seine Helligkeit ist selbst am bedecktesten Tag um ein Vielfaches größer als die Helligkeit in Ihrem Wohnzimmer, selbst wenn Sie den ganz großen Kristallluster aufgedreht haben. Besorgen Sie sich eine App wie Light Meter oder Lux-O-Meter im App Store oder Google Store, vergleichen Sie helle Innen- mit bewölkten Außenräumen. Die Ergebnisse werden Ihnen die Augen öffnen.

Sie werden diese 10- bis 20-minütige Lichtdusche, die morgens Ihr System startet und die über diverse Regelsysteme Ihres Körpers dafür

» ***Im Freien ist's selbst am bedecktesten Tag um ein Vielfaches heller als in Ihrem Wohnzimmer. Also raus mit Ihnen!***

sorgt, dass Sie abends besser einschlafen können, nicht mit künstlichem Licht zustande bringen – ausgenommen, Sie verwenden eine dieser Tageslichtlampen oder Influencer-Ringleuchten, das als Tipp für die Tage, an denen Sie es einfach nicht ins Freie schaffen. Sonst gilt uneingeschränkt: Bitte verbringen Sie morgens bis mittags so viel Zeit draußen wie möglich. Ohne Sonnenbrillen.

## 62. WIE VIEL SONNE IST ZU VIEL SONNE?

Sobald ich über Sonne zu reden beginne, in der Beratung mit Klientinnen und Klienten oder bei Vorträgen, höre ich Bedenken: Aber ... Sonne? Ist das nicht ... lebensgefährlich?

Sagen wir's so: Zu wenig Sonne ist ebenso gefährlich wie zu viel. Dopamin- und Serotonin- und Melatonineinfluss, Feinjustierung des zirkadianen Rhythmus, Schmerzlinderung ... die Liste der Benefits des Sonnenlichts ließe sich noch weiter fortsetzen. Und da haben wir noch nicht mal über das lebenswichtige Vitamin D geredet, dessen Bildung in Ihrer Haut durch UV-Licht angeregt wird, und zwar so: Die UVB-Strahlen sind kurzwellig und treffen erst ab einem Sonnenstandswinkel von 42 Grad auf der Haut auf. In Europa steht die Sonne nur in den Monaten von April bis September in diesem Winkel zur Erde. Zudem ist der Sonnenstand nur in der Mittagszeit hoch genug, um Vitamin D beim Sonnenbad zu bilden.

Die Antwort auf Ihr besorgtes »Wie lange ist zu lange?« kann ich Ihnen hier nicht geben. Ich müsste dazu wissen, welcher Hauttyp Sie sind, wie gut Ihre Haut an das UV-Licht gewöhnt ist, wo Sie sich auf dem Planeten zu welcher Jahreszeit gerade aufhalten. Was ich Ihnen sicher sagen kann: Versuchen Sie, gerade in der dunklen Jahreszeit jeden Strahl Sonnenlicht zu fangen, den Sie kriegen können. Und sobald es sommerlicher wird, rate ich zur App UVLens, die hilft Ihnen sehr einfach mit einer ziemlich guten Einschätzung weiter, wie lang Sie sich gefahrlos der Sonne aussetzen dürfen – und damit wohl auch sollen.

Und weil wir schon beim Thema Sonnenschutz sind: Ich meide herkömmliche Sonnenschutzprodukte wie die Pest. Das ist, mit Verlaub, Giftmüll, den wir uns freiwillig auf die Haut schmieren, eine Melange von Substanzen, die wir garantiert nicht im Körper haben wollen, mit der wir unseren Hormonhaushalt und das ökologische Gleichgewicht der natürlichen Gewässer, in denen wir herumplanschen, durcheinanderbringen. Wenn schon Sonnencreme, dann mineralische Produkte auf Zinkbasis. Und wenn Sie zum Beispiel Dachdeckerin oder Dachdecker sind, Bademeisterin oder Bademeister und somit berufsbedingt Stunden über Stunden der prallen Sonne ausgesetzt sind: Tragen Sie langärmelige Kleidung und Sonnenhut.

Beachten Sie überhaupt bei allem, was Sie sich auf die Haut schmieren, einen Grundsatz: Wenn Sie die Frage »Würde ich das auch in Mund nehmen und runterschlucken?« verneinen, dann tun Sie das auch nicht auf die Haut.

## 63. ... UND DAZU NOCH EIN WENIG KÄLTE GEFÄLLIG?

Es gibt eine Zutat, mit der Sie die Wirkung Ihres morgendlichen Sonnenlichtbads noch erheblich verstärken können: Kälte. Sie müssen's ja nicht übertreiben, aber ich rate Ihnen ernsthaft dazu, Ihren Morgen- oder Vormittagsspaziergang leicht bekleidet auszuführen – ja, auch und gerade in der kalten Jahreszeit. Es darf Ihnen dabei ruhig ein wenig frisch werden. Diese Abkühlung hat in der folgenden Reaktion einen Anstieg der Körperkerntemperatur zur Folge, was wiederum Wachheit und Klarheit fördert. Außerdem produzieren Sie eine angenehme Dosis Dopamin und Endorphin. Heißt konkret: Vor einer intellektuell fordernden Arbeit ein paar Minuten an der frischen Luft und im Sonnenlicht etwas fröstelnd spazieren zu gehen ist eine Idee, die Sie unbedingt mal ausprobieren müssen.

## 64. SEX? DA BRAUCHT STEFAN EIN WENIG NACHHILFE

Stefan hatte auf seiner Liste auch Sex stehen. Völlig zu Recht. Sex mit anderen, Sex mit sich selbst, alles im Rahmen von Einvernehmlichkeit und Gesetz ist wunderbar, haben Sie bitte viel Sex. (Auch wenn mir der wunderbare John Gray hier widerspricht, von dem das großartige Buch *Männer sind vom Mars, Frauen sind von der Venus* stammt. Gray meint, mehr als ein Orgasmus pro Woche sei weder für den Mann noch für die Frau gesundheitsförderlich. Er mag recht haben, aber um welchen Preis?)

Stefan hat in seinem Hinweis auf den Biohack Sex ein leider immer wichtigeres Detail in unserer Gesellschaft übersehen: das allzu wörtliche Überhandnehmen des Pornokonsums. Internetunterstützte Selbstbefriedigung richtet unglücklicherweise heftigen Schaden an unserem Belohnungssystem an, bringt unseren Dopaminhaushalt durcheinander und ist damit ein Hauptgrund für sexuelle Unzufriedenheit und körperliche und seelische Abgeschlagenheit. Sollte das ein Thema für Sie sein: Verzichten Sie zwei, drei Wochen auf den Konsum entsprechender Produkte und beobachten Sie, wie sich Ihre Stimmung, Ihr genereller Lebensantrieb und Ihr Umgang mit Ihrer Partnerin beziehungsweise Ihrem Partner verändert. Sie werden erstaunt sein.

Ach ja, und gehen Sie in dieser Zeit außerdem in die Sonne. Denn Sonnenlicht verstärkt die Produktion von Sexualhormonen. Gut, dass wir das zu erwähnen nun auch nicht vergessen haben.

# 11 Selbstverantwortung und Gesundheit

BIOHACKING HAT VIEL MEHR MIT VERANTWORTUNG UND VERNUNFT ZU TUN ALS MIT ABENTEUER UND EXPERIMENT.

# SO HACKT DER AMATEUR STEFAN WAGNER

In diesem Kapitel stelle ich Ihnen die Frage, die am Anfang von allem steht, was Biohacking ausmacht. Komischerweise ist sie gerade jetzt unerhört. Nämlich: Wer ist für Ihre Gesundheit verantwortlich?

Und gleich die Antwort, noch unerhörter: Sie.

Sie sind für Ihre Gesundheit verantwortlich. So wie ich für meine. Niemand sonst. Kein Arzt. Und schon gar kein Politiker.

Das ist völlig logisch. Allein schon, weil ich mindestens 99 Prozent der Entscheidungen selbst treffe, die meine Gesundheit stärken oder schwächen. Wie ernst ich meinen Schlaf nehme. Wie viel frische Luft, wie viel Bewegung ich in mein Leben lasse. Wovon ich wann wie viel esse. Ob und womit ich das, was ich als Nahrung zu mir nehme, ergänze. Ob ich bewusst etwas für meine Entspannung und meine Lebenseinstellung tue. Zu welchem Arzt ich gehe oder nicht, wie ich mich behandeln lasse oder nicht. Welchen Politiker ich wähle und welchen nicht. Alles meine Verantwortung.

Oder in Ihrem Fall halt Ihre.*

Die Verantwortung der Politiker liegt darin, die Voraussetzungen dafür zu schaffen. Also zum Beispiel, dass Luft, Nahrungsmittel und Wasser wirklich sauber sind und dass es genug Ärzte und Krankenhäuser gibt, um alle behandeln zu können, deren Gesundheit wiederhergestellt werden muss – unabhängig davon, wie viel Geld sie verdienen (und natürlich auch unabhängig davon, ob sie sich ihrer Gesundheit gegenüber eigenverantwortungsbewusst verhalten haben oder nicht).

Vor einem Jahr wäre das, was ich da jetzt geschrieben habe, ein Denkanstoß am Rande der Selbstverständlichkeit gewesen.

Jetzt ist es ein ziemlich anrüchiges politisches Statement.

Das ist ausgiebig verrückt.

Unsere Volksgesundheit hat eigentlich gerade die größte Chance, die man sich nur vorstellen kann, das Thema Gesundheit hat alle Aufmerksamkeit. Wir könnten genau jetzt langfristig dafür sorgen, dass viel mehr Menschen viel glücklicher viel länger leben. Dabei hat Gesundheit eine schlimme Krise, inklusive Spätfolgen.

Diese Krise ist hausgemacht, und man muss kein Biohacker sein, um sich darüber die Haare zu raufen.

Eigentlich sollten wir von den Medien und sollten die aus der Politik doch gerade jetzt bei jeder Gelegenheit sagen: Liebe Leute, jeder Krankheitserreger – nicht nur der aktuelle, sondern auch alle, die noch auf uns zukommen werden – hat einen besonders mächtigen natürlichen Feind. Das ist euer geniales Immunsystem, vom lieben Gott/der Evolution in Jahrmillionen immer weiterentwickelt, noch schlauer, noch stärker gemacht. Außerdem könnt ihr euer Immunsystem genauso gut trainieren wie euer Hirn oder eure Muskeln, ihr könnt es selbst noch schlauer und noch stärker machen, ganz einfach, jeden Tag! Indem ihr rausgeht, euch bewegt, genug schlaft, keinen Dreck in euch reinstopft, eurem Körper die Nährstoffe gebt, die er braucht, und indem ihr liebevoll mit eurer Familie und euren Freunden umgeht.

Die Politiker könnten sagen: Macht jeden Tag ein paar Dinge richtig, und ihr braucht eigentlich keine Angst zu haben. Außerdem werdet ihr euch wohler fühlen und wahrscheinlich sehr viel später und sehr viel fröhlicher sterben als erwartet. Wir haben gerade ein Problem mit einem Virus, das uns noch ein wenig an der Nase herumführt, seid also bitte vorsichtig. Es gibt Vorsichtsmaßnahmen, die gelten, wenn ihr mit älteren Menschen oder mit solchen zu tun habt, deren Immunsystem schwächelt. Übernehmt bitte ihr euren Teil der Verantwortung, während wir diesen Personen dabei helfen, sich ihrerseits aktiv zu schützen. In der Zwischenzeit forschen die Pharmazeuten an Medikamenten und Impfstoffen.

Man könnte als Politiker jetzt sagen: Je mehr ihr eure Gesundheit stärkt, desto weniger müssen wir sie schützen.

Aber was hören wir? Bleibt zu Hause, Leute, legt euch auf die Couch, schaut fern, schüttet Softdrinks und stopft Tiefkühlpizza in euch rein. (Die deutsche Regierung hat tatsächlich so einen Spot gemacht.)

Das ist verrückt.

Wir könnten den Leuten anbieten, sich freiwillig und kostenlos testen zu lassen. Nicht nur mit Blick auf das Virus, sondern auch auf ihre Blutzucker- und Blutfettwerte, auf ihre Vitamin-D- und Vitamin-C-Spiegel, Zink, Magnesium, Selen. Wir könnten ihnen bei der Gelegenheit Broschüren mitgeben, in denen steht, mit welchen Maßnahmen das Immunsystem ganz einfach trainiert werden kann.

Wir tun's nicht. Obwohl wir die Leute ja schon zu Zigtausenden in Teststationen haben, obwohl wir medizinisches Fachpersonal vor Ort haben. Das ist verrückt.

Jedes Virus ist irgendwann wieder verschwunden. Was bleibt, ist unser Umgang mit unserer Gesundheit. Unser Bewusstsein für unsere Gesundheit.

Wir könnten unsere Gesellschaft gerade jetzt ein ganz kleines bisschen biohacken. Alle hätten was davon, wirklich alle. Das wäre die Chance. Warum nutzen wir sie nicht?

* Wichtiger Zusatz, damit Sie nicht denken, wir Biohacker sind die neoliberalen Egoshooter der Volksgesundheit: Wir reden hier nicht von allen Menschen, sondern von fast allen. Wer zu jung, zu alt oder zu krank ist, um sich selbst um seine Gesundheit zu kümmern, verdient unsere Unterstützung und unseren Schutz.

## SO HACKT DER PROFI

## ANDREAS BREITFELD

Wieso wir Biohacker wahnsinnig ungern Politiker und Ärzte darüber entscheiden lassen, was gut für uns ist.

## 65. ES IST GUT, WENN SIE NICHT MEINER MEINUNG SIND

Dieses Kapitel unterscheidet sich von den anderen in diesem Buch. Es enthält keine praktischen Tipps oder wissenschaftlichen Erklärungen, sondern es ist eine Stellungnahme, eine Denk- und Diskussionsanregung. Kann sein, dass Sie in manchen Punkten anderer Meinung sind als Stefan und ich (ich unterstreiche jedes Wort aus Stefans Beitrag), aber ich halte das gar nicht für schlecht: Es tut uns als Gesellschaft ja gut, wenn wir wieder lernen, unterschiedliche Ansichten auszuhalten, zu respektieren und uns darüber konstruktiv und kontroversiell auszutauschen.

Dieses Kapitel ist auch eine Art Mission Statement zur Grundidee des Biohackings: Nimm deine Gesundheit selber in die Hand, werde CEO deiner eigenen Gesundheit, wie immer wir das formulieren wollen.

Biohacking basiert auf der Erkenntnis, dass unsere Körper ähnlich, aber nicht identisch sind. Dass Genetik, Lebensstil und selbst unser Darmbiom unsere Körperfunktionen beeinflussen und sogar die Wirkung von Medikamenten individuell beeinflussen können.

Entsprechend glaubt Biohacking nicht daran, dass man Millionen und Abermillionen von Menschen gleich behandeln kann, wenn man Gesundheit schaffen und sichern möchte. Biohacking glaubt daran, dass Gesundheit etwas höchst Individuelles ist – Stichwort n = 1, Sie erinnern sich an das Einleitungskapitel –, Biohacking glaubt daran, dass jeder und jede Einzelne von uns selbst den größten Einfluss auf seine und ihre Gesundheit hat. Weil wir eben, auch das hat Stefan richtigerweise betont, 99 von 100 Entscheidungen, die unsere Gesundheit ausmachen, selbst treffen. Dadurch, wie wir mit unserem Schlaf umgehen, mit unserer Ernährung, mit unserer Bewegung, mit unserer Erholung, unserem Mindset: Die wichtigsten Entscheidungen treffen wir täglich mit Messer und Gabel, ob wir unsere Alltagswege zu Fuß, mit dem Rad oder mit dem Auto zurücklegen, wie wir unseren Umgang mit den sogenannten Genussmitteln anlegen.

Biohacking kommt wunderbar ohne Extreme aus. Es bedeutet nicht automatisch, das zu tun, was ich als professioneller Biohacker tue, also Grenzbereiche zu erforschen oder mich mit den modernsten wissenschaftlichen Erkenntnissen so auseinanderzusetzen, dass ich Dinge ausprobiere, die frühestens in einem Jahrzehnt gesundheitlicher Mainstream werden (wenn überhaupt jemals).

Das Thema, das Stefan zu seinem Beitrag veranlasst hat, wird seine Aktualität nicht mehr verlieren. Diese Büchse der Pandora ist geöffnet, die Frage der Sinnhaftigkeit oder Unsinnigkeit des behördlichen Eingriffs in den allerpersönlichsten Lebensbereich liegt vor uns. Es ist gut, wenn wir sie diskutieren, offen, kontroversiell, gerne leidenschaftlich, aber frei von Polemik.

## 66. KOMPETENZ, VERANTWORTUNG, VERNUNFT

Biohacking unterscheidet Substanzen nicht in gute und böse, das macht's vielleicht für viele Leute so anspruchsvoll. Ob Nikotin oder Koffein, ob Psilocybin, Metformin oder Modafinil, sogar LSD – es gibt Hunderte Substanzen, die zur richtigen Zeit in der richtigen

Darreichungsform in der richtigen Dosis nützen, zu anderer Zeit in anderer Dosierung schaden. Substanzen, die unter gewissen Bedingungen Schaden anrichten können, können uns unter anderen Bedingungen dabei helfen, ein aktiveres, produktiveres, glücklicheres und gesünderes Leben zu führen. Voraussetzung: Wir verfügen über die nötige Kompetenz, Einnahmezeit, Darreichungsform und Dosis korrekt zu beurteilen.

Einfachstes Beispiel: Die meisten Biohacker lieben Kaffee, das beginnt beim Biohacker-Kaffee mit Butter und MCT-Öl als Unterstützung des intermittierenden Fastens. Aber es ist nicht Biohacking, sich mit Koffein durch den Tag zu schleppen, Kaffee als Maskierung von substanzieller Müdigkeit einzusetzen, und es ist auch nicht Biohacking, Kaffee in der Früh vor dem ersten großen Glas Wasser zu trinken (oder später als am mittleren Nachmittag noch eine Tasse zu kippen).

Es ist weder Biohacking, sich eine Kippe anzuzünden, noch, sich von Nikotinkaugummi zu ernähren. Es ist aber sehr wohl Biohacking, über Nikotin Bescheid zu wissen, ein gutes Produkt zu wählen und es dann einzusetzen, wenn man die Wirkungen von Nikotin auf die eigene Biologie testen – und gegebenenfalls nützen – möchte.

Biohacking hat viel mehr mit Verantwortung und mit Vernunft zu tun als mit Abenteuer und Experiment: Biohacking erzeugt Lebensfreude durch Lebenskompetenz.

Biohacking hat natürlich auch mit Disziplin zu tun, mit dem berühmten Tritt in den Arsch. Damit, dass man sich wirklich bewegt, dass man nicht den ganzen Tag am Schreibtisch herumlümmelt, dass man sich die Netflix-Folge spätabends eben nicht mehr reinzieht, sondern rechtzeitig schlafen geht, um auf seine sieben, acht Stunden Qualitätsschlaf zu kommen.

Und Biohacking heißt auch: Wenn ich mal eine unvernünftige Entscheidung treffe, dann treffe ich sie bewusst, und dann weiß ich auch, um welchen Preis ich sie treffe. In den letzten Wochen vor der Abgabe eines Buchmanuskripts lebe ich alles andere als ein vorbildliches Profi-Biohacker-Leben. Aber mir ist es wichtiger, fristgerecht ein Buch abzugeben, zu dem ich stehen kann, als jeden Tag um 21.30 Uhr im Bett zu liegen. (Abgesehen davon gibt es Möglichkeiten, den Körper auch in Ausnahmephasen zu unterstützen.) Und wenn ich in einer Runde mit Freunden sitze, dann werde ich mir das Glas Wein oder Bier ganz sicher nicht verbieten. Dogmatismus ist eine Krücke für fehlende Kompetenz oder Eigenverantwortlichkeit.

## 67. WIESO WIR UNS FÜR TOLLE PATIENTEN HALTEN

Was viele Leute missverstehen: Biohacking versteht sich nicht als Konkurrenz zur herkömmlichen Medizin. Ich halte uns sogar für wunderbare Partner unserer Ärzte, wir stecken voller Eigenmotivation, voller Bewusstsein für Gesundheit, voller Bereitschaft zur Zusammenarbeit und zur Weiterbildung. Wir verlangen lediglich nach Umgang auf Augenhöhe. Wir wollen mit unserer Körperwahrnehmung ernst genommen werden, mit unseren Symptomen und unseren Vermutungen dazu, die sind nämlich relativ oft ziemlich qualifiziert. Wir wollen als Partner gesehen werden für das gemeinsame Projekt unserer Gesundheit. Wir wollen eingebunden werden in Entscheidungen, wir wollen diese Entscheidungen auch diskutieren, wir wollen die Ergebnisse unserer Zusammenarbeit, also Befunde, Diagnosen, Laborergebnisse, mit nach Hause nehmen, um sie dort in Ruhe noch mal durchsehen zu können. Wir wollen, dass man ernst nimmt, was wir uns an Gedanken und Ideen anrecherchiert haben: in Studien auf PubMed, in Podcasts von David Sinclair bis Andrew Huberman und Rhonda Patrick, in Büchern.

Natürlich passen wir nicht in das kassenärztliche Schema, das jeden Patientenkontakt, der länger als drei oder fünf Minuten währt, zu einem wirtschaftlichen Fiasko für den Arzt macht, das den Arzt dazu zwingt, nach oberflächlicher Husch-husch-Anamnese den Rezeptblock zu zücken. Das ist ein himmelschreiender Missstand. Aber sind daran wir schuld? Oder passt da einfach im System irgendwas nicht?

Ich weiß in Deutschland besser Bescheid als in der Schweiz oder Österreich über das Angebot an Ärztinnen und Ärzten, die mit einem solchen Anforderungsprofil klarkommen, von einem Lutz Graumann bis zu einem Christian Burkhardt, einer Simone Koch oder einem Gerrit Keferstein. Das sind alles Leute, die sich selbst enorm aktiv weiterbilden, die auch eine Art medizinischer Aufbruchstimmung verkörpern. Das sind Ärzte, wie wir sie uns wünschen, es gibt sie schon, und es werden immer mehr.

## 68. DER BESTMÖGLICHE KOMPROMISS

Eigenverantwortung, das ist ganz wichtig, hat nicht nur eine körperliche Ebene. Mindestens genauso wichtig ist die Arbeit mit unserem Mindset. Wenn ich das gesündeste Essen mit Widerwillen reinwürge, wird es mir nicht wohl bekommen. Das ist übrigens nicht Esoterik, sondern wissenschaftlich belegtes Faktum.

Gilt genauso umgekehrt: Wenn Sie einen Job haben, der Sie dazu zwingt, jede zweite Nacht um drei aufzustehen und in die Schicht zu gehen, dann ist das schrecklich ungesund, so ziemlich das Schlimmste, was Sie Ihrem Körper antun können. Aber wenn Sie diesen Job gerne machen, wenn Sie damit eine Menge Kohle verdienen und auf diese Weise Ihr Leben mit diesem Job verbessern? Dann mindern Sie den Schaden, den Ihnen die Schichtarbeit zufügt, ganz erheblich.

Es geht also, das will ich damit sagen, im Biohacking nicht nur um die Ansammlung von theoretischem Wissen. Es geht auch darum, wie wir dieses Wissen in der Praxis einsetzen. Wie wir Vor- und Nachteile unserer Entscheidungen abwägen und vor allem wie wir damit umgehen, dass sich das Leben eben niemals nach irgendeiner Perfektion richtet: Wir Biohacker sind keine Selbstoptimierer im Sinne von Perfektionierern, wir sind Selbstoptimierer im Sinne des bestmöglichen Kompromisses.

Auch dafür übernehmen wir selbst die Verantwortung: was wir wissen, wie wir dieses Wissen einsetzen, wie wir die Tools nützen, die uns weiterbringen.

Wer sich schlecht gelaunt durchs Leben jammert, der kann fünfmal pro Woche ins Fitnesscenter gehen, der kann intermittierend fasten oder jeden Tag seine acht Stunden schlafen. Wenn er nicht, zum Beispiel, ein Dankbarkeitstagebuch führt, wird ihm der ganze Einsatz auf Dauer nicht wirklich was bringen. Oder wenn er nicht lernt, darauf zu achten, wer denn wirklich die fünf Menschen sind, mit denen er die meiste Zeit verbringt, ob ihm die guttun oder nicht, ob ihn die weiterbringen und unterstützen oder nicht. Oder wenn er nicht darauf achtet, wie gut sein Verhältnis zu seiner Partnerin oder seinem Partner wirklich ist, wie gut er seine Freundschaften pflegt oder wie sehr er in seiner Kommune eingebunden ist, ob im Strickverein oder der Altenhilfe. Das sind alles Entscheidungen, die eminent wichtig sind für unsere Gesundheit, und wir sind mittlerweile auch in der Lage, das alles durch Studien zu belegen (Stichwort: Stanford Study).

Biohacking ist weder Hokuspokus noch Harakiri-Selbstversuch. Biohacking heißt: Wir erarbeiten uns Kompetenz, jeden Tag ein bisschen mehr, wir übernehmen die Verantwortung dafür, wie wir unser Leben führen wollen, wie wir am besten gut zu uns und gut zu den anderen sein können, selbstbewusst und rücksichtsvoll.

Und wir lassen uns diese Verantwortung nur sehr, sehr ungern nehmen.

War das nachvollziehbar?

# 12 Entspannung und Oxytocin

MACHEN SIE SICH AUF DIE SUCHE NACH IHREM EIGENEN ENTSPANNUNGSTRICK!

# SO HACKT DER AMATEUR

## STEFAN WAGNER

Spoiler: Weil wir unser ganzes System mit kaum was anderem so schnell runterfahren können wie mit einer Akupressurmatte, diesem bunten, gepolsterten Ding mit den paar Tausend Kunststoffspitzen. Weil wir nach dem Liegen auf der Stachelmatte besser schlafen, wenn wir nicht sogar gleich darauf einpennen. Außerdem tun wir viel für unsere Herzratenvariabilität (HRV) und unsere Verdauung. Und wir lösen einen Leoparden in Luft auf.

Wir beginnen mit der Bedienungsanleitung: Man breitet die Matte aus und legt sich drauf, am besten mit nacktem Oberkörper. Fertig.

Die Sache ist also überschaubar komplex. Aber sie ist nicht so einfach, wie es klingt.

Denn es tut weh. Nämlich wirklich weh – in der Dimension Sonnenbrand trifft Eisbad trifft Tattoostudio. So sehr, dass man beim ersten Drauflegen glaubt, man hat was falsch gemacht, man hätte vielleicht einen Rückenprotektor anlegen sollen oder eine Schutzdecke über die Matte breiten, oder die Matte hat einen Schaden und der Produzent hat irrtümlich rostige Reißnägel verarbeitet und der Rücken ist jetzt blutüberströmt wie bei den Leuten bei diesen Karfreitagsprozessionen, die sich selbst geißeln.

Aber es blutet nix. Man macht alles richtig. Die Matte macht alles richtig. Es soll genau so wehtun am Anfang. Das ist sogar wichtig.

Ich habe seit vielen Jahren so eine Matte, und ich finde sie immer großartiger.

Die Matte ist das beste Powernapping-Tool, das es gibt: sich auf die Stacheln legen, binaurale Beats in die Ohren stöpseln (das sind minimal versetzte Klangfrequenzen, die dein Gehirn durch die Ohren resetten), Timer stellen. Du tauchst ab wie weggeknipst, und 30 Minuten später bimmelt das Handy einen neuen Menschen zurück ins Leben.

Die Matte ist eine Sensation, wenn es darum geht, dich vorm Schlafengehen runterzubringen. Du hast abends noch Sport gemacht? Lang vorm Bildschirm gearbeitet? Irgendwas im Fernsehen hat dein Reptiliengehirn aufgestachelt, sodass es aufrecht in deinem Schädel steht wie ein Murmeltier auf Beobachtungsposten, mit scheinwerfergroßen Schreckaugen? Matte ausrollen, Leiberl runter, Licht aus, in die Decke mümmeln, und du schläfst wie ein, äh, Murmeltier.

Muskelkater, Rückenweh, Stress? Rauf auf die Matte, dazu ein bisschen Blimblim-rhabarber-rhabarber-Meditationsgebrabbel, nach ein paar Minuten geht der erste Stachelschmerz weg, du merkst, wie du dich seufzend in die Spitzen sinken lässt, wie der Rücken warm wird, ein leichtes Brennen vielleicht. Du fühlst dein Blut durch den Rücken pochen wie eine warme Meeresbrandung.

Das Ding mit den Stacheln wirkt magisch. Und zwar nicht nur auf mich, sondern auch – noch beeindruckender – auf meinen Oura-Ring. Denn dieses intelligente Tool, mit dem ich meinen Schlaf vermesse (z. B. Körpertemperatur, Atemfrequenz, Puls, Herzratenvariabilität, siehe Kapitel 2), ist begeistert, wenn ich auf den Stacheln einmütze: Der Ruhepuls fällt fünf bis zehn (!) Schläge pro Minute tiefer als sonst, die HRV steigt um locker 40 Prozent.

Für 40 Prozent mehr HRV verkauft dir jeder Biohacker seine Großmutter.

Wie kann eine schaumstoff- bzw. kokosfasergefüllte Matte mit ein paar Tausend Kunststoffspikes so unglaublich wirken?

Das liegt, traditionell chinesisch erklärt, an den Meridianen, also den Energiebahnen, die unseren Körper durchziehen. Rund um unsere Wirbelsäule versammeln sich besonders viele Akupressurpunkte. Werden sie angeregt, verstärken sie den Fluss des Qi in diesen Bahnen. Mehr Lebensenergie fließt also besser. (Gegen diese Erklärung spricht, dass von der Matte nicht nur einzelne Punkte gezielt aktiviert werden, sondern in der Art einer Schrotflinte der ganze Rücken. Und dass viele der billigeren Matten, die oft stumpfe Spikes haben, so gut wie gar nichts bringen. Kaufempfehlung bei der Gelegenheit: eine gescheite Matte oder keine.)

Die westlichere Erklärung – sie klingt für mich plausibler – setzt am Nervensystem an. Wie wir wissen, hat unser Nervensystem zwei Betriebssysteme installiert: Sympathikus und Parasympathikus. Das eine ist für Aktivität zuständig (»fight or flight«), das andere für Entspannung (»rest and digest«).

Die Matte reizt die Pole im Extrem aus. Sie macht das so: Der Schmerz der ersten Sekunden versetzt den Körper in systemische Todesangst. Der Parasympathikus ergreift die Flucht, der Sympathikus knipst alle Alarmlämpchen an und flutet den Organismus mit der höchsten Dosis an Stressbotenstoffen, die er auf die Schnelle zusammenbringt. Aus Sicht des Nervensystems bist du jetzt in der Lage, einem Leoparden davonzulaufen oder, wenn das nicht klappt, ihn wenigstens mit bloßen Händen zu erwürgen.

Aber nach ein paar Minuten kommt's: Dein System kapiert, dass da gar kein Leopard ist. Kein Fauchen, keine Reißzähne. Niemand muss rennen oder würgen, man muss nur liegen bleiben auf dieser eigenartig stacheligen Unterlage.

Dein Nervensystem atmet erleichtert auf und ruft den Parasympathikus zurück – rest and digest, und zwar all-in!*

* Es lohnt sich, dann zuzuhören. Denn ein paar Minuten später spricht dein Parasympathikus zu dir. Er ist nicht besonders eloquent, er kann nur glucksen und blubbern und gurgeln, aber was er dir in so eigenartigen Tönen in seiner Sprache zumurmelt, ist ein sehr einfacher Satz. Er sagt: »Jetzt ist alles gut.« Und er hat recht. Wirklich.

## SO HACKT DER PROFI

## ANDREAS BREITFELD

Ob Sie Stefans Begeisterung für die Spikematte teilen oder nicht: Sie brauchen irgendwas, das Ihr Nervensystem runterfährt.

### 69. VOM SCHMERZ ZUM SCHLAF

Da gibt's diesmal wirklich nichts mehr zu ergänzen. Zum Thema Spikematte hat Stefan alles gesagt, was man sagen kann. Diese Akupressurmatten sind erwiesen wirksame Entlaster unseres Nervensystems, eben weil sie es durch den Schmerzreiz zu Beginn überlasten und dann in die Entlastung entlassen – wir überkompensieren sozusagen die Überlastung. Schlauer Trick, und wirkt.

Meine eigenen Erfahrungen mit solchen Matten? Überschaubar, wenn ich ehrlich sein darf. Ich hatte mir vor Jahren mal eine gekauft, die hab ich irgendwann weggeschmissen oder verschenkt, dann hab ich den Akupressurmatten-Messias Stefan kennengelernt und mir auf sein Betreiben hin wieder eine gekauft, später sogar noch eine zweite, eine für mein Lab, eine für daheim. Die besitze ich immer noch, verwende ich auch immer wieder, aber zugegeben unregelmäßig. Darauf einzuschlafen, was wirklich vielen Leuten passiert und auch mir passierte, war in meinem Fall keine besonders gute Idee: Ich schlafe recht unruhig, bewege mich jedenfalls recht viel im Schlaf, und irgendwann war meine Freundin wegen meines dauerzerkratzten Rückens zu Recht unhappy.

Tatsächlich regelmäßig nütze ich nach wie vor ein anderes Ding, das bei einer der Matten beigelegt war: eine Art Kirschkernkissen mit Spikes. Ich verwende dieses stachelige kleine Kissen wie ein herkömmliches

Plüsch-Kuscheltier oder den Glücksaffen (wenn Sie ihn nicht kennen: ein grünes Plüschtier mit eingebauten Tönen und Vibrationen in speziellen, beruhigenden Frequenzen) oder anderes Zeug, mit dem man sich das Einschlafen und Durchschlafen erleichtert. Wenn Sie es mit Ihren cineastischen Ansprüchen im Kopfkino vereinbaren können: Stellen Sie sich einen vollbärtigen Mann in seinen Endvierzigern vor, wie er, ein kleines stacheliges Kissen eng umschlingend, selig einschlummert.

## 70. DEN TAG MITTAGS NEU STARTEN

Für mich ist die Spikematte kein Fixstarter in meiner Biohacking-Toolbox, weder in meiner eigenen noch in jener für meine Klientinnen und

» ***Ich verwende ein mit Stacheln besetztes Kirschkernkissen zum Einschlafen wie ein herkömmliches Plüsch-Kuscheltier oder den Glücksaffen.***

Klienten. Wenn es darum geht, Entspannung zu triggern, greife ich neben dem Stachel-Kirschkernkissen bevorzugt auf andere Methoden und Devices zurück.

- Da gibt es all diese Produkte, die mit blinkenden Lichtern arbeiten, zum Beispiel den NeuroVizr oder BrainTap. Supereinfach anzuwenden, man liegt touristisch da und lässt das Gerät in seinem Nervensystem herumblinken. Dazu flutet man das Hirn über Kopfhörer mit passender Musik. Mag ich vor allem mittags total gern, ein herrlicher Neustart des Tages.
- Apollo-Neuro. Sieht aus wie eine Uhr ohne Zifferblatt, vibriert in unterschiedlichen Frequenzen und wirkt von Mal zu Mal besser, weil wir den Effekt lernen. Je nach Einstellung per App anregend oder beruhigend. Besonders praktisch: Per Autostart kann man sich davon auch wecken lassen.
- Eisbad! Hat in Sachen Wirkmechanismus mehr mit der Akupressurmatte gemeinsam, als Sie jetzt vielleicht denken. Zuerst kommt der

» ***Ein Eisbad hat in Sachen Wirkmechanismus mehr mit der Akupressurmatte gemeinsam, als Sie jetzt vielleicht denken.***

starke Schmerzreiz, das System denkt: Huch! Wir sterben!, dann überwinden und ertragen Sie den Schmerz, das System erkennt: Hurra, wir sterben doch nicht! Und was folgt, ist die große Überlebensentspannung, die ganz tief ins System hineinwirkt. Im Eisbad wird's freilich nach ein paar Minuten dann doch gesundheitsrelevant ungemütlich – in die Gefahr, in meiner Eistonne einzunicken, bin jedenfalls noch nicht mal ich gekommen.

- echobell. Stammt von denselben Produzenten wie der oben erwähnte Glücksaffe. Ein Frequenz-Instrument, das, an den richtigen Meridianpunkten angesetzt, ganz erstaunliche Wirkungen entfaltet. Bei mir wirken ein paar Minuten echobell, vor allem auf der Handfläche oder auf dem Solarplexus angewendet, enorm entspannend.

## 71. MEIN OXYTOCIN-JUNKIETUM

Wie Sie am effizientesten zwischendurch entspannen, das ist sehr individuell, hat wohl mit Ihrer persönlichen Hormesis zu tun, also damit, was Sie in Ihrem Leben schon erlebt und überstanden haben und wie Sie grundsätzlich gestrickt sind, wenn es um die Wiederherstellung des seelischen Gleichgewichts geht.

In meinem Fall kommt da wohl meine ADHS-artige Persönlichkeitskomponente ins Spiel, die mich zuerst Jura studieren, dann Journalist, dann Fitnesstrainer mit einer Marathon-Bestzeit unter 2:45 Stunden (samt entsprechend ramponierten Achillessehnen) und später Gründer eines mittelgroßen, ziemlich erfolgreichen PR-Unternehmens werden ließ. Bis ich alles hinschmiss und beschloss – nicht zuletzt aufgrund meines damals erbärmlichen Gesundheitszustands –, als professioneller Biohacker alt zu werden.

Ich habe eine weit überdurchschnittliche Portion Unruhe in meinem System eingebaut, deswegen ist Entspannung bei mir ein so großes Thema – und ich vermute, mit den allzu soften Entspannungstechniken komm ich einfach nicht tief genug ins System rein.

Bei mir gehört der körperliche Reiz als Trigger dazu, nicht nur im unangenehmen Sinn mit Schmerz und seiner Überwindung, sondern auch im angenehmen Sinn, in der Oxytocin-Ausschüttung: Wenn mich eine meiner Töchter oder meine Partnerin umarmen, reagiert mein gesamtes System unglaublich intensiv, ich schmelze richtiggehend dahin. Ich scheine tatsächlich eine Art Oxytocin-Junkie zu sein. Ich reagiere auf dieses Hormon, das wir beim Kuscheln, bei körperlicher Nähe und überhaupt beim Gefühl von Zugehörigkeit zu anderen Menschen ausschütten, unglaublich stark.

## 72. WIE SIE IHR GEDANKENKARUSSELL STOPPEN

Was ich Ihnen mit dem kurzen Ausflug in meine persönliche Hormonwelt nahebringen möchte: Es gibt unterschiedliche neuronale Typen, bei denen gewisse hormonelle Reaktionen durch unterschiedliche Reize getriggert werden. Sie sind da mit hoher Wahrscheinlichkeit anders gestrickt als ich.

Und das ist wahrscheinlich auch das Wichtigste an diesem Kapitel: die Aufforderung, dass Sie sich auf die bewusste Suche nach etwas machen, das Ihnen beim Entspannen hilft. Nach einem Tool in der Art eines Nothammers in der U-Bahn, den Sie immer dann einsetzen können, wenn gerade ein Anspannungsnotfall eingetreten ist. Wenn die Welt mal wieder zu anstrengend geworden ist, wenn Sie nicht einschlafen können oder wenn Ihnen vom Gedankenkarussellfahren schon ganz schwindlig ist.

Dieser Notfallhammer kann sehr gut eine dieser Akupressurmatten sein, das kann – wie im Fall des von mir so unglaublich verehrten Stanford-Professors Andrew Huberman – eine Yoga-Nidra-Einheit sein, das kann ein Glücksaffe oder eine echobell sein oder ein Eisbad. Oder irgendwas anderes.

Probieren Sie herum, finden Sie Ihren eigenen Notfallhammer!

13

# Licht und Melatonin

NATÜRLICHES LICHT IST DER BESTE UND WOHLWOLLENDSTE SOUFFLEUR IHRER BIOLOGIE.

## SO HACKT DER AMATEUR
## STEFAN WAGNER

In diesem Kapitel ersuche ich Sie um die Teilnahme an einem Experiment, das eine Woche dauert, aus zwei Teilen besteht und, versprochen!, Ihr Leben nicht nur verändern, sondern auch verlängern wird.

Teil eins, morgens: Gehen Sie eine Woche lang jeden Morgen ins Freie. Lassen Sie Ihre Augen das Morgenlicht aufnehmen, ohne Brille, ohne Kontaktlinse, ohne Fensterscheibe zwischen Pupille und Welt. Fünf Minuten pures Licht reichen vorläufig, zehn sind besser. Sie können daneben Kaffee trinken, telefonieren, ganz egal. (Noch besser wäre, Sie machen ein Mini-Work-out, schlürfen zwei rohe Eier und knabbern Cashews und Kakaonibs, aber ich will nicht unverschämt sein.) Ihre Augen sollen ein paar Minuten lang echtes Licht tanken, bewölktes Licht, regnerisches Licht, egal. Natürliches Sonnenlicht muss es sein.

Teil zwei, abends: Kaufen Sie sich eine orange gefärbte Brille, je dunkeloranger, desto wirksamer. Setzen Sie die jeden Abend auf, zwei, besser drei Stunden vorm Schlafengehen. (High-End-Brillenlösung: »Prisma«. Für den Anfang reicht auch ein klappriges 12-Euro-Ding, zum Beispiel »Infield«.) Schauen Sie dann keine Sekunde mehr mit ungeschütztem Auge in eine LED-Leuchte, auf einen Handy-Screen oder einen Monitor. Keine. Einzige. Sekunde.

Sobald Sie Ihre Abende orange einfärben, verändert sich vieles in Ihrem Leben wie von Zauberhand. Sie werden erstens abends früher und angenehmer müde sein, zweitens tiefer schlafen, drittens erfrischter aufwachen, viertens wahrscheinlich ein bisschen Gewicht verlieren, fünftens besser gelaunt sein. Sie werden, wenn man den Erkenntnissen von allerhand Studien glauben darf, außerdem sechstens Ihre Augengesundheit verbessern und siebtens voraussichtlich länger leben, weil sich nämlich Ihre Chancen auf Krebs und Diabetes verringern.

Sie werden sich jetzt fragen, ob ich größenwahnsinnig geworden bin. Weniger Makuladegeneration, Krebs und Diabetes, besserer Schlaf und mehr Lebensfreude, nur weil Sie eine Woche lang an einem 5-Minuten-pro-Tag-12-Euro-Experiment teilnehmen, zu dem ich Sie einlade?

Es hat nichts mit meinem Größenwahn zu tun. Es hat mit Ihrem Melatonin zu tun.

Es hat damit zu tun, dass Sie eine Woche lang nicht aktiv verhindert haben, dass Ihr Körper Melatonin bildet.

Melatonin ist nicht nur das »Schlafhormon«, als das es jeder kennt. Es sorgt nicht nur dafür, dass Sie leichter ein- und tiefer durchschlafen (allein das würde es schon lebensnotwendig machen). Wir wissen mittlerweile auch, dass Melatonin Ihre kaputten Zellen repariert und Ihre Mitochondrien erfrischt (→ mehr Energie). Es braucht nur zwei Zutaten:

> » ***Es dauert fünf Minuten und kostet zwölf Euro, Ihr Leben zu verbessern. (Und es schaut nur ein ganz klein wenig affig aus.) Sind Sie dabei?***

Erstens Serotonin (das Glückshormon, das Ihr Körper aus der Aminosäure Tryptophan erzeugt, die er aus Cashews, Kakao oder Eiern holt). Zweitens das richtige Licht, also in der richtigen Wellenlänge.

Damit sind wir bei unserem Experiment angelangt.

Das Morgenlicht signalisiert Ihrem Körper, dass die Nacht vorbei ist. Er stoppt dann die Produktion von Melatonin. (Das ist vor allem im Winter wichtig, Stichwort Winterdepression.) Und er startet eine Art inneren 12-Stunden-Countdown, an dessen Ende er bereit ist, in den Ruhemodus zu schalten.

Abends geben Sie Ihrem Körper mit der orangefarbenen Brille das Signal, dass der Tag vorbei ist. Dass es Zeit ist, Melatonin zu basteln, müde zu werden, ein- und durchzuschlafen, Zellen zu reparieren und so weiter.

Je röteres und je dunkleres Licht die Ganglienzellen Ihrer Netzhaut erreicht, desto zuverlässiger wird Melatonin gebastelt.

Aber was tun Sie, wenn Sie Ihr Wohnzimmer mit LEDs und Energiesparlampen ausleuchten? Wenn Sie in den Computermonitor, aufs Handy oder in den Fernseher schauen? Richtig. Sie brüllen Ihren Körper an: Hell! Blau! Laut! Das ist ungefähr so clever, wie eine Trash-Metal-Band zu engagieren, um Ihr Kind in den Schlaf zu singen.

Hören Sie damit auf. Gehen Sie morgens raus. Setzen Sie abends so eine dämliche Brille auf.

Gute Nacht!

## SO HACKT DER PROFI
## ANDREAS BREITFELD

Wieso Sie sich wirklich eine Blueblocker-Brille zulegen sollten, obwohl Blaulicht überhaupt nicht böse ist. Und womit mich Biohacker rot sehen lassen.

### 73. SIE MÜSSEN NUR DREI GRUNDREGELN KENNEN

Wir hatten das Thema Licht in Kapitel 10 ja schon recht ausführlich, aber ich wiederhole mich bewusst und in bester Absicht. Weil Licht Ihr größter Gesundheitshebel ist. Weil sich, sobald Sie Ihren Lichthaushalt in Ordnung gebracht haben, ganz viel in Ihrem Leben wie von selbst verbessern wird. Sie werden nachts besser schlafen, morgens und vormittags munterer sein, tagsüber produktiver, abends entspannter.

Was heißt »Lichthaushalt in Ordnung bringen«?

Das ist im Prinzip sehr einfach.

Grundregel 1: so viel Sonnenlicht wie möglich konsumieren. Das heißt nicht, dass ich Ihnen auftrage, stundenlang in der Sommersonne zu braten, aber es heißt sehr wohl: Raus mit Ihnen! Lassen Sie die natürlichen Lichtfrequenzen des Sonnenauf- und des Sonnenuntergangs an Ihre Augen, verbringen Sie tagsüber so viel Zeit im Freien wie möglich. Natürliches Licht ist der beste und wohlwollendste Souffleur Ihrer Biologie. Natürliches Licht bringt Ihre inneren Abläufe in Balance wie nichts anderes.

Grundregel 2: Setzen Sie sich morgens, vormittags und mittags möglichst viel möglichst hellem Licht aus. Wenn das nicht übers Sonnenlicht möglich ist, dann verwenden Sie bis in den frühen Nachmittag entweder eine dieser Tageslichtlampen, die man gegen die »seasonal affective disorder« einsetzt (alias Winterdepression), oder eine dieser LED-Ringleuchten, wie man sie von Social-Media-Influencern kennt. Nachmittags gehen Sie's ein wenig ruhiger an, da ist dann auch schon mal die Sonnenbrille gestattet (Details siehe Kasten). Und abends – das heißt: sobald die Sonne untergegangen ist – meiden Sie helles Licht, wo Sie nur können, und zwar helles Licht, unabhängig von der optischen Farbe oder der Farbfrequenz. Meiden Sie außerdem Licht im Blaulichtspektrum, also das Licht, das Handys, Monitore und die meisten üblichen Wohnraum-Lichtquellen emittieren.

Grundregel 3: niemals direkt in Licht schauen, das Sie blendet. Hatten wir schon an anderer Stelle, ich weiß, aber die Gesundheit Ihrer Augen ist mir ein größeres Anliegen als das Vermeiden von Wiederholungen.

» ***Licht ist Ihr größter Gesundheitshebel. Bringen Sie Ihren Lichthaushalt in Ordnung, und ganz viel in Ihrem Leben verbessert sich wie von selbst.***

## EIN PAAR FRAGEN, DIE ICH ZUM THEMA LICHT IMMER WIEDER GESTELLT BEKOMME

- **Wenn ich nachts pieseln muss und das Licht aufdrehe … schadet das meinem Schlaf?**
  Wenn Sie nachts pieseln gehen und sich die Zehe am Türstock brechen, schadet das Ihrem Schlaf am nachhaltigsten. Also: Licht ja, aber bitte erstens keine Festbeleuchtung und zweitens so wenig Blaulicht wie möglich. Ich selbst verwende ein ausrangiertes Rotlicht-Panel mit Bewegungsmelder für diesen Zweck, aber das ist die Profi-Biohacker-Variante. Es gibt Salzlampen, die sich als Nachtbeleuchtung sehr gut eignen, es gibt rot gefärbte Party-Glühbirnen mit 25 Watt, und es gibt seit Kurzem auch flackerfreie rote LED-Lämpchen, die sich mittels USB aufladen lassen und die man mit einem Magneten an der gewünschten Stelle anbringen kann.
- **Ich habe gehört, dass wir Licht auch durch die Haut aufnehmen, nicht nur über die Augen? Das würde ja bedeuten, dass uns die falschen Lichtquellen auch bei geschlossenen Augen schaden!**
  Keine Sorge. Achten Sie auf Ihre Augen. Die Lichtwahrnehmung durch Sensoren in Ihrer Haut ist verschwindend gering, wenn überhaupt existent. Es gab eine Studie, die das Gegenteil behauptete, sie wurde üppig zitiert, aber mittlerweile zurückgezogen.
- **Abends ein Buch auf dem Kindle zu lesen ist also so ziemlich das Schlimmste, was ich tun kann?**
  Besser ist immer das analoge Buch. Aber mit einer ordentlichen Blueblocker-Brille sind Sie da auf der sicheren Seite.

- **Wie sieht die Biohacker-Empfehlung zur Sonnenbrille aus? Tragen oder nicht?**
  Die kurze Antwort: Wenn es blendet, dann ja. Wenn es nicht blendet, dann nein. Ich habe in meinem früheren Leben fast immer Sonnenbrille getragen, und ich bin heute ziemlich sicher, dass diese Angewohnheit gar nicht so wenig zu meinem seinerzeitigen gesundheitlichen Crash beigetragen hat. Aber ich teile den Dogmatismus mancher Biohacker, die eine Sonnenbrille als No-Go bezeichnen, nicht. Ab dem Nachmittag habe ich wirklich keine Einwände gegen eine Sonnenbrille. Und wenn Sie schon mal vormittags mit dem Auto gegen tief stehende Sonne fahren, dann setzen Sie sich um Himmels willen so ein Ding auf, bevor Sie mit dem Auto irgendwo dagegenknallen.

  Aber als Lifestyle-Accessoire? Nein. Wenn Sie den ganzen Tag mit einer Sonnenbrille rumrennen, ist das so, als würden Sie den ganzen Tag mit einer Blueblocker-Brille rumrennen. Sie werden nie so wach, nie so motiviert sein, Sie werden einen Mangel an Dopamin und Serotonin entwickeln. Mit anderen Worten: Die Sonnenbrille dauerhaft zu tragen macht nicht cool, sondern schlapp, träge und krank.

## 74. ES KOMMT IMMER MEHR LICHT INS LICHT

Wenn wir übrigens im Zusammenhang mit Licht den Begriff »Blaulicht« verwenden, dann sprechen wir nicht zwingend von Licht, das Sie in blauer Färbung wahrnehmen. Wir sprechen von Licht in einem Frequenzfeld von 380 bis 500 Nanometern. Das kann Ihnen durchaus auch als ganz farblos erscheinen.

Und noch was Grundsätzliches, weil wir schon dabei sind: Wissenschaft, Forschung und Medizin haben, was das Thema Lichtgesundheit betrifft, in den vergangenen Jahren unfassbare Fortschritte gemacht. Es ist nicht davon auszugehen, dass die Wissenschaft auf weitere Fortschritte verzichtet, nur weil der Herr Breitfeld und der Herr Wagner ein Biohacking-Buch schreiben. Also: Das Wissen, das in diesem Kapitel steckt, bildet den Stand per Ende 2022 ab. Es ist nicht endgültig. Wenn Sie in Sachen Licht up to date bleiben möchten, empfehle ich Ihnen die Auseinandersetzung mit dem deutschen Lichtbiologen Alexander Wunsch, dem Harvard-Professor Andrew Huberman und sehr gerne auch mit den Updates auf meinem Instagram-Account oder auch dem Podcast *Die Biohacking-Praxis,* den Stefan und ich gemeinsam gestalten.

## 75. WIESO DIESE BRILLE SO EIN BIOHACKING-SYMBOL IST

Das Tool, das mir Stefan mit seinem Beitrag als Thema hingeworfen hat, ist das beste Symbol für den Umgang von uns Biohackern mit der ganzen Licht-Thematik und, mehr noch, für die Idee des Biohackings insgesamt: die Blueblocker-Brille. Vor ein paar Jahren noch völlig exotisch, gibt es mittlerweile Modelle, mit denen man nicht mehr aussieht wie ein geschmacksverirrter Supernerd auf dem Weg zum Casting für einen billigen Science-Fiction-Film. (Als Bezugsquellen empfehle ich *innovative-eyewear.de, ra-optics.com* und *lichtblock.shop.* Die Liste meiner jeweils aktuellen Empfehlungen und Discount Codes finden Sie auf *die-biohacker.com)*

Diese rot gefärbten Brillen, die Ihnen Stefan so imperativ ans Herz gelegt hat, haben zwei Aufgaben. Erstens filtern sie die Lichtfrequenzen des Blaulichtbereichs raus und lassen nur jene Frequenzen durch, die den natürlichen Frequenzen des abendlichen Sonnenlichts entsprechen, also den roten, ab rund 600 bis rund 660 Nanometern. Zweitens sind diese Brillen getönt. Heißt: Sie reduzieren die Helligkeit oder, technischer ausgedrückt, die Zahl der Lux, die auf Ihre Netzhaut treffen.

Das heißt, Sie benötigen solche Blaulichtfilterbrillen nicht, wenn Sie Ihre Abende nur bei gedimmtem Licht (oder gar nur bei Kerzenschein, wie der an Licht forschende US-Professor Dr. Samer Hattar) verbringen, sich nach Sonnenuntergang von Handy, Computermonitor und TV-Screen fernhalten. Andernfalls ergeben solche Brillen ausdrücklich Sinn – und das macht sie zu einem Biohacking-Tool par excellence: Sie helfen uns dabei, in einer modernen, teilweise übermodernisierten Welt unserem Körper ein Umfeld zu schaffen, an das er evolutionär angepasst ist.

Anders gesagt: Wir Menschen hatten viele Millionen Jahre Zeit, uns an die Welt anzupassen, in der wir leben. An den Planeten an sich, an Wasser, Luft und Magnetismus, an Licht. Sehr langsam, über viele Generationen hinweg, ist uns diese Anpassung perfekt gelungen. Bis wir selbst, vor etwa 100, 150 Jahren, durch unseren technologischen Fortschritt begonnen haben, unsere biologische Anpassungsfähigkeit zu überfordern. Unser technologischer Fortschritt überfordert die Evolution – genau hier kommt Biohacking ins Spiel. Und schafft in diesem überforderndem Umfeld für unsere Körper Rahmenbedingungen, in denen sie sich wohlfühlen.

Blueblocker-Brillen sind also auch ein exemplarisches Tool für die Idee des Biohackings: Sie sind keine perfekte Lösung. Aber sie sind ein Kompromiss, der uns dem natürlichen Idealbild nahebringt.

Grundsatz-Exkurs Ende, verzeihen Sie den Ausflug, aber wenn man über Licht redet, ist man immer in Schlagdistanz mit dem Grundsätzlichen.

## 76. WAS DIE ZIRBELDRÜSE AUS DUNKELHEIT BASTELT

Wie funktioniert so eine Blueblocker-Brille also, vom biologischen Standpunkt aus betrachtet?

Es geht im Kern um Melatonin. Melatonin ist ein Hormon, das zuletzt eine Superkarriere hingelegt hat. Noch vor ein paar Jahren wusste kein Mensch, was das ist, mittlerweile werden Melatonin-Präparate im Fernsehen beworben. Das liegt auch daran, dass mittlerweile rund ein Viertel der Menschen in den westlichen Industrieländern unter Schlafstörungen leidet, Tendenz: dramatisch steigend. (Zum Thema Melatonin-Supplementation mehr im entsprechenden Kasten in diesem Kapitel.)

Melatonin wird in der Zirbeldrüse gebildet und benötigt dafür eine einzige Zutat: Dunkelheit oder, genauer gesagt, die Abwesenheit von Helligkeit. Melatonin signalisiert unserem Körper, dass es Zeit ist, zur Ruhe zu kommen. Melatonin sorgt dafür, dass wir gut einschlafen können.

» ***Solange Ihre Zirbeldrüse glaubt, dass Tag ist, so lange hat sie keinen Grund, Melatonin zu bilden.***

Aus alledem folgt: Solange Ihre Zirbeldrüse glaubt, dass Tag ist – also weil auf Ihre Netzhaut allzu helles Licht oder Licht im Blaulicht-Frequenzbereich trifft –, so lange hat sie keinen Grund, Melatonin zu bilden. Was wiederum bedeutet: Sie tun sich mit dem Einschlafen schwerer.

Das kann Ihnen auffallen, und Sie wälzen sich schlaflos durchs Bett. Das kann Ihnen aber auch nicht so sehr auffallen, und Sie schlafen zwar, aber eben nicht so gut, wie es nötig ist, Stichwort Schlafqualität, Stichwort Tiefschlaf, Stichwort REM-Schlaf.

## 77. ABER NICHT DOGMATISCH WERDEN!

Ich persönlich nehme es mit der Blueblocker-Brille nicht ganz so ernst, wie Sie das jetzt vermuten würden. Ich achte ab ungefähr 21 Uhr etwas strenger auf meine Lichthygiene, das ist rund eine bis eineinhalb Stunden vor dem Zubettgehen. Das ist nicht ideal, aber lässt sich mit dem normalen Verlauf meines Abends gut vereinbaren und passt für mich – zumal ich ja schon ab dem Morgen darauf achte, mich mit dem richtigen Licht zu versorgen, was mir einiges an Spielraum verschafft. Allein schon morgens und abends das natürliche Rotlicht von Sonnenauf- und Sonnenuntergang zu nützen verbessert tatsächlich nachweisbar die Toleranz unseres Auges für Kunstlicht.

Wenn Sie mir mal zufällig auf einer Party begegnen, kann es durchaus sein, dass ich auch nach 21 Uhr ohne Brille durch die Gegend laufe. Das hat damit zu tun, dass ich zu jeder Art von Dogmatismus einen Sicherheitsabstand einzuhalten versuche, und in der Öffentlichkeit mit einer rot gefärbten Brille rumzurennen hat schon auch etwas Poserhaftes, wenn Sie mich fragen.

Apropos Posertum: Es ist nicht nur ein wenig affig, sondern auch kontraproduktiv, tagsüber mit einer Blueblocker-Brille in Seht-mal-herich-bin-Biohacker-Art durch die Gegend zu laufen. Wenn ein Influencer oder ein Instagram-Biohacker meint, die Brille aufsetzen zu müssen, sobald er tagsüber mit Kunstlicht zu tun bekommt: Sorry, das ist Schwachsinn, der ein fundamentales Unverständnis der biologischen Zusammenhänge offenbart. Wir benötigen während des Tages Helligkeit und Licht im blauen Frequenzbereich. Kriegen wir das nicht, kommt unser System durcheinander. Punkt.

(Dass zu viel Kunstlicht aus billigen, veralteten, flackernden LEDs oder gar aus Neonröhren oder Energiesparlampen die Retina schädigt, ist korrekt. Aber das ist eine Frage der Dauer der Exposition, und wir reden hier nicht von ein paar Minuten oder zwischendurch mal einer Stunde im Fitnessstudio. Wir reden hier von mehreren Stunden, Tag für Tag, jahraus, jahrein.)

Weil wir schon bei LEDs sind: Achten Sie beim Kauf darauf, dass Sie ein Produkt kaufen, das flacker- bzw. flimmerfrei ist und einen Ra-Wert bzw. CRI-Wert von mindestens über 90, besser über 95 aufweist.

## MELATONIN SUPPLEMENTIEREN – ABER WIE?

**So wichtig, dass ich es gleich zu Beginn schreibe:** Kindern bis zur Pubertät Melatonin bitte nur im Notfall geben! (Und »Notfall« meint nicht, dass sie mal schlecht einschlafen, sondern dass sie zum Beispiel eine schwere Coronainfektion durchmachen, da hilft Melatonin als superwirksames Antioxidans erstaunlich gut.) Melatonin kann bei Kindern tief ins Hormonsystem eingreifen und die Geschlechtsreife hinauszögern.

Je älter Sie sind und je abgeschlossener Ihre Familienplanung, desto unproblematischer ist der externe Einsatz von Melatonin. Ich erwähne das mit der Familienplanung, weil in manchen Studien – vorläufig noch im Tierversuch – der etwas forscher dosierte Einsatz von Melatonin zu einem Schrumpfen der Gonaden geführt hat.

Und abschließend, weil ich gehört habe, dass in manchen Apotheken empfohlen wird, Melatonin auch bei Durchschlafschwierigkeiten einzusetzen: Nein! Melatonin hilft uns einzuschlafen. Deswegen keinesfalls mitten in der Nacht noch mal Melatonin nachlegen, das zerschießt Ihnen den nächsten Vormittag komplett. Einzige Ausnahme ist Circadin, ein rezeptpflichtiges Melatonin-Supplement, welches vor allem in Altenheimen zum Einsatz kommt und klassischen Schlafmitteln (vor allem in dieser Zielgruppe) immer noch vorzuziehen ist.

14

# Abnehmen mit Biohacking

REGEL NUMMER EINS: FINGER WEG VON CONVENIENCE-FOOD!

## SO HACKT DER AMATEUR
## STEFAN WAGNER

Es ist mir ja peinlich, aber: Ich bin ein bisschen dick geworden. Wie nimmt ein Biohacker zu? Wie nimmt ein Biohacker ab?

Mein Zustand ist optimierbarer, als ich das gern hätte. Der suboptimierte Wagner hat eine Coronawampe, plus 8 Kilo seit Anfang 2020, mindestens 7,5 davon sind keine Muskeln. Mein Gesicht ist erheblich rundlicher, als das schick wäre, mit dem Bart sehe ich aus wie ein grimmiger Teletubby. Wenn ich in eine enge Hose schlüpfe, wölbt sich ein Wulst wie eine Dachrinne über den Bund. Ich besitze nur mehr enge Hosen.

»Wie kann das einem Biohacker passieren?«, höre ich Sie fragen. (Ich nehme Ihnen die Häme im Unterton nicht übel.)

»Was macht ein Biohacker, wenn es passiert ist?«, höre ich Sie auch fragen. (Ich höre da keine Häme, weil es Ihnen wahrscheinlich gerade ein bisschen ähnlich geht.)

Ad 1: Zunehmen funktioniert bei mir genau wie bei Ihnen. Zu viele falsche Kalorien (Schokolade, Brot, Nudeln, Wein) zur falschen Zeit (in den letzten drei Stunden vorm Schlafengehen) rein, Blutzucker-Insulin-Achterbahnen und zu wenige Kalorien raus: zu wenige Schritte im Alltag, zu wenig oft/intensiv trainiert, über Monate. Und damit ich wenigstens an irgendwas nicht selber schuld bin: monatelang kein Tennis.

Ad 2: Ich habe vieles trotzdem ganz okay gemacht. Der Schlaf passt, das nüchterne Fünf-Minuten-High-Intensity-Morgentraining hat es durch den Lockdown geschafft, und mir sind bis mittags keine Kalorien und bis abends keine Kohlenhydrate passiert.

Darauf lässt sich aufbauen – und zwar das folgende Acht-Kilo-in-acht-Wochen-Programm.

Erstens: Ich kümmere mich um meine Motivation. Das ist immer der Anfang, egal was Sie sich im Leben vornehmen.

Sich um seine Motivation kümmern geht so: Man startet mit einem Grund dafür, dass man das, was man sich vorgenommen hat, auch durchzieht. (Man nennt das das »Warum«.) Das muss emotional stark sein, sonst klappt es nicht. »Ich hätt gern« oder »Wär eigentlich super« können Sie kübeln. Ein gutes »Warum« ist etwas, was Ihnen viel Leid zufügt oder großes Glück beschert – und zwar ernsthaft viel oder ernsthaft groß, ernsthaft tief im Herzen.

Ich greife zum großen Leid, das ist der stärkere Impuls. (So sind wir Menschen.)

Mein »Warum« ist: Ich will mich vor Ihnen nicht blamieren. Ich schreibe diese Zeilen mit 97,7 Kilo bei 20,8 Prozent Körperfett. (Dieser Satz vernichtet sich in fünf Sekunden automatisch.) Und ich nehme mir fix vor, in zwei Monaten bei maximal 89,7 Kilo und maximal 15,8 Prozent Körperfett zu sein. Das wird mir gelingen, und wenn ich mir dafür ein Stück Unterarm abschneiden muss.

Zweitens: kein Tag unter 10 000 Schritten, mindestens dreimal pro Woche 20 000 Schritte. Stehschreibtisch, Online-Meetings im Stehen oder Gehen. Zum Morgen-HIIT kommt täglich eine zweite kleine Trainingseinheit, am besten Krafttraining, weil das die Muskulatur aufbaut. »Sport« im engeren Sinn braucht eine halbe, maximal eine Stunde pro Tag. Was wirklich etwas bringt, ist ohnehin die Bewegung im Alltag.

Drittens gibt es an Werktagen keine Schokolade, keinen Wein, nichts, was sich als »Sättigungsbeilage« bezeichnen ließe, und kein herkömmliches Brot. (Es gibt da schon gute Low-Carb-Alternativen.)

Viertens: ausreichend Kalorienzufuhr. Ja, Sie haben richtig gelesen. Wenn wir unserem Körper »Diät« sagen, versteht er »Hungersnot«. Unser Körper rettet uns dann, indem er ein bewundernswert intelligentes Notprogramm aktiviert: Er macht uns schlapp, dadurch hält er uns von Bewegung fern, was den Kalorienverbrauch drosselt. Er deckt seinen Proteinbedarf, indem er Muskulatur abbaut, was aus seiner Sicht gleich drei Vorteile hat: erstens noch weniger Bewegungsdrang, zweitens noch weniger Grundumsatz (ja, Muskeln verbrennen auch in Ruhe Kalorien), drittens Schutz der Fettreserven.

Ein paar Tage Fasten ist super. Aber klassische Diäten sind fürs Abnehmen so intelligent, wie sich den Unterarm abzuschneiden.

Am Ende meiner Anti-Coronawampen-Challenge bin ich gescheitert.

Mein Stand nach acht Wochen ist nämlich: 91,4 Kilo, Körperfettanteil 18,9 Prozent.

Das sind eh sechs Kilo und ein bissl Körperfett, es sind eh nicht mehr alle Hosen zu eng, das Gesicht ist eh nicht mehr das von einem bärtigen Vollmond-Teletubby ...

Hören Sie sofort auf, mir engelsgeduldig dabei zuzuhören, wie ich Ausreden vor Ihnen ausbreite: Das Experiment ist missglückt.

Ich will Ihnen erklären, woran das lag.

1. Ich hab zu wenig gegessen. Aus meinem üblichen intermittierenden 16:8-Fasten wurde OMAD (kennt man als »one meal a day«), daraus wurde OSMAD (kennt man nicht, bedeutet »one small meal a day«). Das liegt daran, dass man vom Abnehmen offenbar deppert wird. Man denkt nämlich, wenn man ans Abnehmen denkt, immer daran, weniger und weniger Kalorien aufzunehmen, da hilft es gar nichts, dass man weiß, dass das Blödsinn ist.
2. Ich hab mich jeden Tag auf die Waage gestellt. Das soll man, auch als selbstvermessungsoptimierter Biohacker, nicht tun. Sie nehmen ja nicht für die Waage ab, sondern für Ihre Gesundheit, für Ihr Wohlfühlen, für Ihre Lebensenergie. Dass Sie dann gut ausschauen, lässt sich beim bösesten Willen nicht verhindern.

3. Stressen Sie sich nicht, und gestatten Sie auch anderen nicht, Sie zu stressen. (Das war mein dümmster Fehler. Ich hatte den ganzen Sommer richtig Stress im Job und dachte, ich krieg das trotzdem hin mit dem Abnehmen.) Sie werden gar nix abnehmen, wenn Sie gestresst sind, da klammern die Fettzellen, denn sobald Ihr Körper Cortisol ausschüttet, wird nicht nur kein Fett verbrannt, sondern es wird auch mehr Insulin ausgeschüttet: Speicherhormon!
4. Vergessen Sie Disziplin. Ich hab's eh selbst obergescheit in mein Buch geschrieben, dass Disziplin nichts ist, was im Leben für die Langstrecke taugt. Aber der supere Herr Wagner optimiert sogar sein Scheitern, er ist also nicht nur gescheiter als der Rest der Welt, sondern sogar gescheiter als das eigene Buch. Merksatz: Abnehmen geht nur entspannt, mit Freude, Lust und Leichtigkeit, nie mit Müssen, immer mit Wollen.

> » ***Ich hab mich jeden Tag auf die Waage gestellt. Das soll man, auch als selbstvermessungs-optimierter Biohacker, nicht tun.***

Das waren die vier großen Fails.

Ich hab mir für den zweiten Anlauf freundschaftliche Tipps vom superen deutschen Biohacker Andreas Breitfeld geholt. Ich geb sie gerne ungefiltert weiter:

1. Der No-Brainer: Muskeln aufbauen. Durch Krafttraining. Muskulatur ist der natürlichste und unbarmherzigste aller Fettpolster-Feinde. Nein, Sie werden dadurch nicht sofort abnehmen, sondern vielleicht zuerst ein, zwei, hoffentlich sogar drei Kilo zunehmen. Nein, das ist nicht schlimm, sondern gut, siehe oben. Und nein, Sie werden nicht aussehen wie ein Möbelpacker, da können Sie jede Woche dreimal ins Fitnessstudio gehen.
2. Kriegen Sie Ihre Entzündungen in den Griff. Wir alle haben sogenannte »stille Entzündungen«, und nichts können Sie weniger in Ihrem Körper brauchen. Entzündungen machen krank und fett. Gegen Entzündungen hilft Kälte (Sie duschen eh schon kalt, oder?), helfen Beeren und Gewürze (Kurkuma, Ingwer), hilft Erden und helfen Öle (Omega-3-Fette, vor allem aus Fischen oder Algen, und gute MCT-Öle; meiden Sie um jeden Preis gehärtete Fette, Transfette und solches Zeugs, und wenn ein Öl nicht mehr frisch riecht, dann ist es kein Nahrungsmittel, sondern Sondermüll).
3. Der Shortcut, vorausgesetzt, Ihr Arzt gibt dafür sein Okay: Schilddrüse aktivieren. Beim Kaltduschen (Sie duschen eh schon kalt, oder?) morgens ein paar Sekunden das Wasser auf die Schilddrüse halten, hin und wieder ein paar Minuten Infrarot draufstrahlen, Algen in die Ernährung einbauen (wegen des Jods). Andreas Breitfeld hat mit einem Gerät namens Thyreogym experimentiert: Das funktioniert, sagt er, aber so gut, dass er es gar nimmer verwendet. Wenn Ihre Schilddrüse mehr Gas gibt, bedeutet das mehr Aktivität, höheren Grundumsatz, mehr Kalorienverbrauch. Wenn sie zu viel Gas gibt, zeigt sich das in einer Fahrigkeit und Hibbeligkeit wie nach einem Krügel Espresso.

Ich selbst besitze keine Waage. Weil ihre Angaben ungenau und irrelevant sind. Wichtiger ist mir, dass Sie wissen, wie Sie Ihr Gewicht in den Griff kriegen, und vor allem, wie Sie Ihren Körper buchstäblich in Form bringen.

## 78. DIE EVOLUTION MAG UNS FETT

Wie so oft im Biohacking kommen wir auch hier, bei der Ernährung, auf das Thema unserer evolutionären Prägung.

Wir Menschen haben Millionen von Jahren lang gelernt, dass Nahrung knappes Gut ist. Die Angst zu verhungern steckt immer noch in uns, und zwar so tief, dass wir unwiderstehlich darauf konditioniert sind, Nahrung auf Vorrat in uns reinzuschaufeln, wann immer wir ihrer habhaft werden können. So sind wir Menschen einfach, und so werden wir die nächsten paar Hunderttausend Jahre auch bleiben – es wird Dutzende und Aberdutzende von Generationen Anpassungszeit benötigen, bis wir das Überangebot an Nahrung auch evolutionär verdaut haben. Das werden weder Sie noch ich erleben, da können wir an unserer Longevity herumhacken, so viel wir wollen.

Dieses ständige Überangebot an Lebensmitteln kennen wir gerade mal ein, zwei Jahrhunderte lang. Es ist in der Menschheitsgeschichte also ein völlig neuartiges, sensationelles Phänomen; und zwar ein so neuartiges und so sensationelles Phänomen, dass es uns ganz einfach überfordert. Wenn dann noch etwas dazukommt, was uns Angst macht – etwa eine Pandemie und der Umgang damit –, dann wird diese Konditionierung getriggert und verstärkt. Man will niemandem unterstellen, dass solche Trigger bewusst gesetzt werden, aber ich erinnere mich an diesen unsäglichen TV-Spot meiner Bundesregierung, der uns während der Pandemie ernsthaft die Rettung der Welt ans Herz gelegt hat, indem wir uns nicht von der Couch bewegen, Netflix gucken und Chips und Fertigpizza in uns reinstopfen.

## 79. DAS HORMON, DAS DIE WELT BEHERRSCHT

Warum sind wir diesen Gelüsten eigentlich so animalisch ausgeliefert? Was ist der biochemische Hintergrund unserer Hilflosigkeit, Süßzeug oder Knabberkram zu widerstehen? Was läuft da in unserem Inneren ab, das uns vor allem zu diesen gesundheitlich mehr als zweifelhaften Convenience-Gerichten und zu den salzig-süß-fettigen Kalorienbomben zieht?

Die Erklärung ist relativ einfach: Süßes bedeutet Zucker bedeutet leicht verfügbare Energie für unseren Körper. Süßes war früher selten, im Sommer gab's reife Früchte, hin und wieder Honig (um den Preis zerstochener Gliedmaßen) – und aus. Schnell verfügbare Energie war Mangelware und entsprechend wertvoll, so haben wir's über Tausende von Generationen hinweg verinnerlicht.

Noch seltener und daher noch viel wertvoller als süße Lebensmittel waren solche Lebensmittel, die Kohlenhydrate und Fett in sich vereinen. Diese Kombination kommt in der Natur kaum vor (Muttermilch ist eines der ganz seltenen Beispiele), und sie ist für unseren inneren Urmenschen der Himmel auf Erden: schnell verfügbare Zucker-Energie, die man tatsächlich auch schnell verbrauchen darf, denn es gibt ja dazu Fett, das sich wunderbar speichern lässt, als Vorrat für schlechte Zeiten.

Evolutionär haben wir also gelernt, dass es nichts Wirkungsvolleres gegen das Verhungern gibt als Nahrungsmittel, die Zucker und Fett in sich vereinen. Und wann immer wir unserem Organismus etwas angedeihen lassen, das sein Überleben sichert, werden wir von unserem Organismus dafür reichlich belohnt, nämlich durch die Ausschüttung eines ganz speziellen Hormons: Dopamin.

Über Dopamin und seine beinahe schon gespenstisch machtvolle Wirkung auf unser Leben gibt es mittlerweile ganze Bibliotheken voller Bücher (ich empfehle vor allem: *The Molecule of More* von Daniel Z. Lieberman, deutsch *Ein Hormon regiert die Welt*). Dopamin hat mit Lust und Sucht zu tun, mit Drogen und Sex, mit Karriere und Schokolade. Die Älteren unter Ihnen werden sich erinnern: In den 1980ern gab es den Brauch der sogenannten »Zigarette danach«, was nichts anderes war als eine selbst verordnete Dopaminüberdosis in einer Zeit, die im Vergleich zu heute eine wahre Dopaminwüste war.

## 80. WAS PORNO UND SCHOKO GEMEINSAM HABEN

Nun befinden Sie sich als Leserin und Leser dieses Buches nicht im exklusiven Besitz des Wissens um die enorme Macht des Dopamins auf unser aller Leben. Ganze Branchen bauen ihren geschäftlichen Erfolg auf ihrer Dopaminkompetenz auf: Betreiber sozialer Medien, Produzenten und Distributoren von Internet-Pornografie oder auch moderne Nahrungsmittelproduzenten sind virtuose Spieler auf unserem Hormonklavier.

Es gibt Hundertschaften an Messungen des Dopaminspiegels in verschiedenen Lebenssituationen, viele davon sind – je nach Perspektive – faszinierend oder Furcht einflößend. Dass Zucker Dopamin ebenso zu triggern vermag wie illegale Drogen oder dass ein der Mama an der Supermarktkassa abgetrotzter Schokoriegel auf den kleinkindlichen Dopaminhaushalt ebenso wirkt wie die erste gelungene Fahrt auf dem Fahrrad: Mir macht's ehrlich gesagt ein wenig Kopfzerbrechen, wie sehr wir einer Industrie ausgeliefert sind, die ihre Businessmodelle im Wissen um unsere Gehirnstrukturen optimiert.

Selbstverständlich gibt es auch Labors, in denen erforscht wird, wie sehr sich unter dem Einfluss welcher Zutaten eines Gerichts die Pupillen weiten, wie sich der Puls verhält, wahrscheinlich verfeinern sie die Rezeptur eines neuen Schokoriegels sogar, indem sie unsere Herzratenvariabilität messen.

Es ist ein Multimilliardengeschäft, uns alle zu Zucker-Fett-Junkies zu machen.

## 81. DIE DREI EINFACHEN GRUNDREGELN DES ABNEHMENS

Direkt aus alledem folgt ein Grundsatz des Biohackings: Finger weg von Convenience-Food. Vor allem, wenn Sie abnehmen möchten, da nenne ich das sogar als Regel Nummer eins. Der Verzicht auf vorgefertigte, abgepackte Nahrungsmittel hat nicht nur mit Kalorien, mit Makro- und Mikronährstoffen zu tun, sondern er befreit uns aus dem Dopamin-Schwitzkasten, aus dieser ewigen Sucht nach mehr von dieser Zucker-Salz-Fett-Pampe, die unserem inneren Urmenschen so sehr das wonnige Gefühl der Sicherheit vor dem Hungertod gibt.

Regel Nummer zwei, und sorry, wenn die jetzt im Vergleich allzu banal klingt: weniger Energie zu sich nehmen, als man verbrennt. Sie können ein Kilogramm Körperfett mit ungefähr 7000 bis 8000 Kalorien bewerten. Das führt uns zu der relativ humorbefreiten arithmetischen Aufgabe auszurechnen, wie lange wir bei einem angenommenen täglichen Energiedefizit von 200 Kalorien brauchen, um 5 Kilo abzunehmen.

(Und 200 Kalorien Defizit pro Tag ist schon eine Größenordnung, die man wahrnimmt.)

Stefans Hinweis darauf, dass er zugenommen habe, weil er das Falsche zu spät abends zu sich genommen hat, mag eine schöne praktische Beobachtung sein – ich kenne aber keine einzige Studie, die sie in der Theorie stützen würde. (Was nichts daran ändert, dass der Abstand der letzten Nahrungsaufnahme vor dem Zubettgehen Einfluss auf die Schlafqualität hat, schlicht deswegen, weil der Körper nicht mehr mit dem Verdauen und Verarbeiten von Nahrung beschäftigt ist, sondern sich der Erholung und der Reparatur widmen kann. Aber das gilt für einen Salat oder ein Steak genauso wie für eine Tafel Schokolade oder einen Teller Pasta.)

Wenn's ums Abnehmen geht oder auch um die Körperkomposition (Stichwort Bodybuilding, die Bodybuilder sind ja in Sachen Selbstver-

» ***Regel Nummer eins, wenn Sie abnehmen möchten, ist zugleich ein Grundsatz des Biohackings: Finger weg von Convenience-Food!***

such und Selbstmonitoring frühe Verwandte der Biohacker), wenn's also um die Umfänge an verschiedenen Körperstellen geht, scheint die Frequenz der Nahrungsmittelaufnahme egal, da zählt offenbar nur die Menge der tatsächlich aufgenommenen Energie.

Abnehmregel Nummer drei betrifft den Alkohol und ist sehr einfach erklärt: Alkohol bindet Entgiftungskapazitäten in der Leber. Und weil die arme Leber das Multitasking nicht beherrscht, kann sie parallel aufgenommene Fette nicht aufspalten. Was zum unerfreulichen Ergebnis führt, dass das Fett, das Sie sich zum Glas Wein oder Bier gönnen, direkt als Hüftgold gebunkert wird.

Und weil wir schon beim Launeverderben sind: Der Abbau von Alkohol bindet auch Glutathion, unser stärkstes körpereigenes Antioxidans. Was so viel bedeutet, wie dass die Schadstoffe aus der Zigarette, die man sich zum Bier oder Wein gönnt, ihr Zerstörungswerk im System ungehindert ausführen können.

## 82. ABNEHMEN HEISST NICHT WENIGER WERDEN

Wenn es darum geht, den Körper zu modellieren, ist der totale Fokus auf Fettverbrennung meiner Meinung nach nicht der zielführendste. Besser ist es, auf den Aufbau von Muskulatur zu achten. Das heißt, ich rate ganz konkret dazu, intensives, vielleicht sogar hochintensives Krafttraining zu machen (maximal 50 bis 60 Minuten, das reicht völlig). Und ich rate explizit dazu, in Ihren Alltag immer wieder ein wenig Stoffwechsel-Anregung einzubauen. Etwas Schweres heben zwischendurch, ein paar Klimmzüge oder Liegestütze, ein paar Stufen raufrennen. Ganz bewusst mehr Bewegung nebenbei in den Alltag zu integrieren bringt Ihr Gewicht wirkungsvoller in Ordnung, als mehr Sporteinheiten in Ihren Terminkalender zu stopfen.

Persönlich habe ich viel Freude daran gefunden, eine schöne Kombination von Kraft- und Ausdauertraining in meinen Alltag zu integrieren: Es gibt mehrere Erzeuger von Gewichtsrucksäcken, das sind mehr oder weniger die bekannten Gewichtswesten in Rucksackform, mit verschieden Steckplätzen für verschieden schwere Stahlplatten. Ich erledige meine Spaziergänge (etwa während langer Telefonate oder Online-Konferenzen) gern mit 15 bis 20 Kilo Extragewicht, was meinen Puls beim Spazieren um 10 bis 20 Schläge raufschraubt, mit einem schönen Impuls auf die Beinmuskulatur als Benefit. Dass man ein wenig mehr Aufmerksamkeit auf sich zieht als beim gewichtsrucksacklosen Spaziergang, hält man aus. (Und die Dinger des US-amerikanischen Erzeugers Goruck, die ich verwende, sehen tatsächlich mehr nach Rucksack als nach Gewichtsweste aus.)

## 83. DAS ÜBEREHRGEIZIGE INSULIN

Wenn man übers Abnehmen spricht, kommt man am Thema Blutzucker nicht vorbei. Vielleicht kennen Sie diese münzgroßen Sensoren an den Oberarmen, die sich unter Biohackern so epidemisch ausbreiten: Das sind Blutzuckersensoren, die sich mit einer App verbinden und 24 Stunden täglich den Blutzuckerwert messen.

Blutzucker in seiner gesamten Bedeutung für unsere Gesundheit und Langlebigkeit jetzt vor Ihnen auszubreiten würde definitiv zu weit führen, aber da wir ja zu Beginn schon darüber gesprochen haben, dass unsere Ernährungsgewohnheiten sehr viel mehr mit hormoneller Steuerung zu tun haben als mit Disziplin und bewusster Willensentscheidung, passt das hier ganz gut: Wenn Sie etwas Zuckerhaltiges essen, gelangt Zucker ins Blut. Dort gehört er aber auf Dauer nicht hin, weil er Schäden an Blutgefäßen und Organen verursacht, also schickt die Bauchspeicheldrüse Insulin ins Rennen. Insulin ist ein Hormon, das den Zucker aus dem

Blut entfernt und in die Zellen schleust. So weit, so gut. Das Problem? Wenn Sie relativ viel Zucker (oder auch kurzkettige Kohlenhydrate wie etwa aus Nudeln) zu sich genommen haben, wird sehr viel Insulin ausgeschüttet. Wenn dieses Insulin brav allen Zucker in die Zellen gestopft hat, ist das Insulin ja deswegen noch nicht verschwunden. Es schaufelt weiterhin Zucker aus dem Blut und sorgt damit für … richtig kombiniert, Unterzucker, und der bedeutet, ebenfalls richtig, diese schrecklichen Heißhungerattacken, die wir alle kennen.

Diesen Teufelskreis nennt man Blutzuckerachterbahn, und diese Achterbahn ist der blanke Horror für jeden, der ein paar Kilo verlieren möchte.

Die Beschäftigung mit dem Blutzucker ist einer der großen aktuellen Trends im Biohacking, manche machen daraus eine kleine Wissenschaft – und nicht einmal ganz zu Unrecht. Denn zu wissen, dass die Schokolade als Dessert nach einer eiweißreichen Mahlzeit gar nicht so schlimme Insulin-Spikes verursacht wie das Stückchen Schokolade zwischendurch nachmittags auf nüchternen Magen, so was ist schon interessant und ziemlich nützlich zu wissen.

(Der Vollständigkeit halber: Nicht nur Zucker kann Ihren Blutzuckerspiegel in die Erdumlaufbahn schießen. Das schaffen unter anderem auch Stress oder Nahrungsmittel, die Sie nicht gut vertragen.)

## 84. ZUNEHMEN UND ABNEHMEN ZUGLEICH? DAS GEHT!

Der Stefan hat in seiner buchstäblichen Nabelschau auch den Körperfettanteil angesprochen. Dazu muss man sagen, dass ich weiß: Er hat ihn mit seiner Badezimmerwaage bestimmt, und das bedeutet, dass 17 oder 20 oder 22 Prozent Körperfettanteil eine bessere Schnapszahl sind, nicht mehr. Die exakte Bestimmung des Körperfettanteils schaffen diese Dinger nicht, dafür gibt es Spezialgeräte. Dafür gibt es den DEXA-Scan, der nur von wenigen Instituten und nur in größeren Städten angeboten wird, es gibt die Verdrängungsmessung, und damit sind wir dann schon im Großen und Ganzen durch.

Die gute Nachricht: Die Angaben Ihrer Badezimmer-Bioimpedanz-Körperfettwaage sind einigermaßen zuverlässig unzuverlässig. Das heißt, dass sich absolute Werte nicht ablesen lassen, aber immerhin Tendenzen. Und das ist beim Abnehmen ja schon ganz schön hilfreich.

Freilich gibt es auch da wieder, sorry, ein sehr ergiebiges Feld der Bedienerfehler. Wenn Sie einen halben Liter Wasser trinken oder ausgiebig pieseln und danach auf Ihr Badezimmerding steigen, verändert das den angezeigten Körperfettanteil erheblich. Was so viel heißt wie: Vielleicht haben Sie ja schon einen irren Fortschritt geschafft, aber weil Sie vor der letzten Messung nicht pinkeln waren und diesmal schon, haut es Ihnen einen Körperfettanteil um die Ohren, dass Sie in eine Depression versinken.

Wie Sie dieser Falle aus dem Weg gehen? Ich sag es Ihnen, ebenso wie ich es meinen Klientinnen und Klienten sage: Die wertvollste Weise, körperliche Veränderungen zu tracken, ist der Blick in den Spiegel. Und wenn Ihr fotografisches Gedächtnis lückenhaft arbeitet, dann helfen Sie doch mit dem Smartphone nach. Sich nackt vor den Spiegel stellen, knips, Foto mit Datum abspeichern, fertig. Ist effizienter als jede Körperfettwaage, die Sie sich für den Heimgebrauch leisten können. Glauben Sie mir.

Muskeln haben fast ausschließlich positive Eigenschaften für Ihre Gesundheit. Eine winzige negative Eigenschaft haben sie dennoch: Sie wiegen bei gleichem Volumen mehr als Fett. Das bedeutet, dass Sie, wenn Sie alles hundertprozentig richtig machen beim Abnehmen, am Beginn vielleicht sogar ein wenig zunehmen. Oder die Nadel auf Ihrer Waage unerträglich langsam nach links wandert. Wenn Sie Fett verlieren und im selben Volumen Muskelmasse zulegen, dann steigt Ihr Körpergewicht, statt zu sinken. Bitte denken Sie daran. Lassen Sie sich von der inkompetenten Zahl auf Ihrer Badezimmerwaage nicht beirren.

## PROPIONSÄURE UND SEMAGLUTID

**Die Abnehm-Turbos, von denen Sie noch nie gehört haben**

Die sogenannte Propionsäure, eine kurzkettige Fettsäure, scheint, relativ aktuellen Studien zufolge, unsere Dopamin-Empfindlichkeit für Convenience-Food zu regulieren. Was so viel heißt wie: Sie können das ungesunde Zeug mit seinen billigen Pflanzenölen, dem Zucker und dem Industrieweizen in sich reinstopfen, und es bleibt bei den unmittelbaren Folgen für Ihre Gesundheit, Sie reagieren also nicht wie ein Junkie drauf. Das ist wesentlicher, als Sie jetzt vielleicht meinen. Das bedeutet, Sie können nach einer Portion Nahrungsschrott aufhören.

Wie kommen Sie nun zu Propionsäure? Der einfachste Weg ist der natürlichste: Sie kann in Ihrem Darm aus Ballaststoffen erzeugt werden, ein funktionierendes Mikrobiom vorausgesetzt. Der aufwendigere Weg ist die Supplementation, tatsächlich gibt es Propionsäure in Kapseln zu kaufen.

Ein wirklich spannendes Ding für Menschen mit krankhaftem Übergewicht ist Semaglutid. Offenbar – auch hier sind die Studien relativ neu – wirkt das Mittel, das ehemals als Diabetes-Medikament zugelassen wurde, als Peptidverbindung direkt am Rezeptor. (Die nicht so gute Nachricht, falls Sie jetzt auf die Idee gekommen sind, einen Shortcut für Ihre Frühjahrsdiät einzurichten: Semaglutid fördert nicht nur den Abbau von Körperfett, sondern auch von Muskelmasse. Also Finger weg davon, wenn Sie nur rechtzeitig vor der Badesaison ein paar Speckröllchen loswerden wollen.)

## 85. BAUCHFETT, DER SOFTE KILLER

Auch das Gürtelloch ist ein wesentlich hilfreicherer Begleiter auf dem Weg zum Traumgewicht, als Sie vielleicht vermuten. Das Schwabbelbauchvolumen ist nämlich Ihr allergrößter Feind, sowohl was Ihre Gesundheit betrifft als auch Ihr Gewicht. Mir geht's ja vor allem um die Gesundheit, und da ist das Bauchfett – Fachbegriff »Viszeralfett« – ein echter Killer, soft ja, aber wirksam. Das Speicherfett unseres Körpers hat nämlich neben seiner Optik noch ein paar andere ungünstige Eigenschaften, darunter neigt es beim Mann zur Bildung des weiblichen Geschlechtshormons Östrogen und, noch heikler, es enthält entzündungsfördernde Stoffe. Diese Stoffe wollen wir gerade rund um unsere Organe so was von überhaupt nicht haben, die sind nämlich wirklich gefährlich. Also: Wenn Sie Ihren Gürtel ein Loch enger schnallen, ist das mehr wert als jede Anzeige auf jeder Waage der Welt.

» ***Wenn Sie Ihren Gürtel ein Loch enger schnallen, ist das mehr wert als jede Anzeige auf jeder Waage der Welt.***

## 86. WIESO DAS FRÜHJAHR EINE GUTE ZEIT ZUM ABNEHMEN IST

Wir haben's zu Beginn besprochen: Unsere Ernährungsgewohnheiten haben relativ viel mit unserem hormonellen Zustand zu tun, insbesondere wie es im Dopaminhaushalt aussieht. Dieses Faktum kann man sich zunutze machen. Wenn das Leben insgesamt uns mit natürlichen und gesunden Dopamin-Triggern beschenkt, sind wir weniger abhängig von unnatürlichen und schädlichen.

Das führt uns wieder zum Thema von Kapitel 10, der Sonne. Die Begegnung mit der Sonne sorgt für einen Dopaminausstoß, der Aufenthalt im Freien, Helligkeit generell. Wir sind mehr draußen, wir bewegen uns mehr. Deswegen fällt es uns im Frühjahr deutlich leichter, auf unsere Ernährung zu achten, als im Herbst oder gar Winter. Sonne macht uns resilienter gegen die Versuchungen von Junkfood – je mehr Sie sich im Freien aufhalten, desto resilienter, vor allem die so oft gepriesene Morgensonne leistet da den wertvollsten Beitrag.

## 87. STRESS MACHT FETT

Neben dem Dopamin spielt ein zweites Hormon beim Abnehmen eine ganz große Rolle: Cortisol. Das wichtigste unserer Stresshormone hat neben einer Reihe von lebenswichtigen positiven Eigenschaften auch ein paar negative, vor allem, wenn wir im Alltag in einem Dauerstress-Cortisol-Vollbad herumplanschen.

Eine ganz negative Eigenschaft: Cortisol hemmt die Fettverbrennung. Das ist evolutionär logisch, denn wenn wir vor ein paar Millionen Jahren vor irgendeinem Raubtier davonlaufen mussten oder irgendeinem Tier bei der Jagd hinterhergelaufen sind, musste unser Körper auf die schnellste und schärfste Energiequelle zurückgreifen, die ihm zur

Verfügung stand: auf jenen Zucker, den wir in Form von Glykogen in Leber und Muskeln gespeichert haben. Fett ist eine wunderbare Energiequelle, aber es ist kein Kerosin, sondern Diesel, es erzeugt Energie gleichmäßiger und dauerhafter als Zucker – wenn es jedoch um Leben oder Tod geht, muss Kerosin her, also Zucker.

Zu viel Cortisol im System zapft also gnadenlos die Zuckerreserven an und verschmäht Fett als Energielieferanten. (Was, wie ich als ehemaliger Marathonläufer bei jeder Gelegenheit loswerden möchte, auch einer der Gründe ist, warum allzu ausgiebiges Ausdauertraining nie zu den figurverändernden Effekten führen kann, die wir uns wünschen. Denn allzu ausgiebiges Kardiotraining setzt den Körper unter Stress.)

## 88. GHRELIN UND LEPTIN WIE SONNE UND MOND

Noch ein wenig Lust auf Hormonhaushalt? Zwei habe ich noch: Ghrelin und Leptin. Ghrelin ist das Hungerhormon – solange Ghrelin ausgeschüttet wird, empfinden wir Hunger. Sobald wir ausreichend mit Nahrung versorgt sind (der Körper stellt das anhand von ein paar Faktoren fest, darunter etwa der Ausdehnung des Magens), wird Leptin ausgeschüttet, das Sättigungshormon.

Man könnte allein über dieses Hormonpärchen seitenlang schreiben, hier nur ganz oberflächlich zwei Funfacts: Die Ausschüttung von Ghrelin wird durch Sonneneinstrahlung ausbalanciert. Und Leptin braucht ungefähr 20 Minuten, bis es in ausreichender Menge produziert wurde. Das heißt sehr konkret für Sie: Mehr in der Sonne draußen zu sein balanciert Ihren Hunger in ein gesundes Ausmaß. Und langsam zu essen gibt Ihrem Körper genug Zeit, um Leptin zu bilden. Ja, richtig gelesen: Wenn Sie langsam essen, jeden Bissen ordentlich kauen, dann essen Sie weniger, als wenn Sie Ihre Mahlzeit runterschlingen.

Und noch einen supereinfachen Abnehm-Hack möchte ich Ihnen ans Herz legen: Nach einer Mahlzeit sollten Sie nicht »ruh'n«, wie das Sprichwort empfiehlt, sondern »1000 Schritte tun«. Und es sind nicht mal 1000 Schritte nötig, um – messbar! – Ihre Blutzuckerspitzen abzuflachen und Ihre Insulinausschüttung im Griff zu behalten, mit dem Ergebnis einer flacheren Blutzuckerkurve, von weniger Heißhunger und so weiter, wir haben den Mechanismus oben ja schon behandelt. Tatsächlich reichen ein paar Minuten flotten Spazierengehens nach der Mahlzeit, um Ihr Gewicht Schritt für Schritt Ihrem Ziel nahezubringen.

# 15

# Eisbaden und Wechselduschen

KÄLTE IST, RICHTIG ANGEWENDET, EIN WAHRES WUNDERMITTEL.

## SO HACKT DER AMATEUR

### STEFAN WAGNER

Wir Biohacker mögen ja die Kälte wirklich. Nicht dass wir so durchgeknallt wären, sie zu mögen im Sinn von »angenehm finden«. Wir frieren im kalten Wasser genauso wie Sie, es sticht und brennt auf unserer Haut genau wie auf Ihrer, aber es gibt halt nix Besseres als die kalte Thermogenese, was soll man machen. Also duschen wir in der Früh kalt, pritscheln in der Badewanne mit ein paar Eiswürfeln herum wie Sie mit Ihrer Gummiente, joggen im Winter in Shorts oder planschen im See, manche von uns bauen ihre Tiefkühltruhe zur Badewanne um. Und damit wir möglichst viel Gesundheit aus jedem Grad quetschen, folgen wir der thermogenetischen Faustregel »Eine Minute pro Grad« und baden 90 Sekunden bei 1,5 und 14 Minuten bei 14 Grad.

So kalt, so gut. Doch es gibt etwas, das viel normaler und viel extremer, viel aufregender und viel unaufgeregter ist als alles, was wir tun.

Die Rede ist vom Eisschwimmen, Betonung auf -schwimmen.

Eisbaden und Eisschwimmen, das ist wie Labor und Leben. Wusste ich bis vergangenes Wochenende auch nicht. Ich wusste nicht, was das für einen Unterschied macht, ob man pritschelnd im kalten Wasser auf der Stelle hockt oder ob man schwimmend eine Strecke überwindet.

Jetzt weiß ich es. Denn ich war bei Josef Köberl am Hintertuxer Gletscher, in einem Eishöhlensystem mit einem 50 Meter langen See drin. Dessen Wasser ist seit ein paar Tausend Jahren eingesperrt und hat noch nichts davon gehört, dass es unter null Grad eigentlich frieren sollte: Es hat zwischen –0,3 und –1 Grad. Flüssiges Eis. Josef ist hier im Sommer über eineinhalb Kilometer geschwommen, 38 Minuten. Als er rauskam, hatte er eine Körpertemperatur von 27 Grad. Man könnte sagen: Wim Hof ist gegen Josef Köberl ein fröhlicher älterer Herr mit einer Vorliebe für milde Temperaturen.

Josef Köberl bietet hier Dreitageskurse im Eisschwimmen an, auf 3500 Meter Höhe, im kältesten Süßwasser des Planeten.

Man könnte sehr viel erzählen darüber, was man in drei Tagen erleben, durchleben und überleben kann und was das alles mit dem eigenen Leben macht, aber wir haben hier nur wenig Platz, daher das Wichtigste:

Eisschwimmen macht demütig. Du lernst, dich sehr verwundbar zu fühlen und dich dieser Verwundbarkeit auszuliefern, weil die Kälte immer stärker sein wird als du. Du trotzt dieser Übermacht vielleicht ein paar Meter ab, aber der einzige Gegner, den du überwinden kannst, sind deine Ängste und deine Schmerzen. (Okay, die Schmerzen besiegst du nicht. Die gehen von selber weg, irgendwann.)

Eisschwimmen ist unfassbar hart, nicht nur beim Schwimmen. Es ist dir schon beim Ausziehen schrecklich kalt, und wenn du aus dem Wasser raus bist, zwingst du mit zitternden Fingern und blau bibbernden Lippen deine tauben Zehen, die sich anfühlen wie aufgeschürft, in kaltnasse Socken, die sich anfühlen wie Schmirgelpapier. Deine Finger sind zu klamm und tun zu weh, um dir die Schuhe zuzubinden, und Reißverschluss ist überhaupt Rasierklinge.

Eisschwimmen ist weiblich. An meinem Kurs nahmen zu zwei Drittel Frauen teil, darunter Els, 67, Rentnerin, die ins Wasser spazierte wie in ein Thermalbecken und den See rauf- und runterschwamm: 100 Meter. Als sie rauskam, lächelte und zitterte sie. Dann ich, 15 Jahre jünger, Biohacker. Nach 30 Sekunden Festklammern an der Leiter kletterte ich schmerzstöhnend wieder raus. Es gibt ein Handyvideo, auf dem sehe ich aus, als würde ich in einem Horrorfilm aus den Zwanzigerjahren einen Roboter mit Kurzschluss imitieren.

Am dritten Tag des Kurses schaffte ich es, 25 Meter zu schwimmen. Das hatte ich mir vorgenommen, und ich hatte wirklich Angst davor. 25 Meter war die kürzeste Strecke der Gruppe. Die Frauen freuten sich so drüber, dass ich mein Ziel erreichte, dass mir noch jetzt beim Schreiben die Buchstaben vor den Augen ein bisschen verschwimmen.

Könnte sein, dass, wenn es um die wirklich harten Sachen geht, wir Männer doch noch ordentlich was lernen können. Das hier geht raus an Kathrin, Els, Betty, Kathrin, Barbara und Carmen, ihr wisst, warum.



» ***Es gibt ein Handyvideo, auf dem sehe ich aus, als würde ich in einem Horrorfilm aus den Zwanzigerjahren einen Roboter mit Kurzschluss imitieren.***

Eisschwimmen: die Königsdisziplin der Kälte.

Aber bevor wir gemeinsam im Gletscher herumschwimmen: Reden wir doch davon, wie Sie Kälte glücklicher, gesünder, schlanker macht. Und wie Sie sich der Kälte Grad für Grad annähern.

## 89. IHRE ERSTEN KÄLTE-FRAGEN

Kälte … haben wir in unserem Buch schon das hohe Lied auf die Kälte gesungen? Nein? Dann ist es allerhöchste Zeit. Kälte ist nach Licht mein zweiter Lieblingshack. (Ich eröffne meine Tage mit fünf Minuten in drei Grad kaltem Wasser in einer umgebauten Tiefkühltruhe.) Kälte ist, richtig angewendet, ein wahres Wundermittel: Kälte wirkt antientzündlich, Kälte unterstützt die Wundheilung und die Regeneration nach dem Sport, Kälte stärkt unser Immunsystem, Kälte fördert über die Stimulierung des Vagusnervs unsere Fähigkeit zu entspannen, Kälte schüttet Glückshormone aus. Und, und, und.

Nun haben Sie einige Fragen, die ich der Reihe nach abarbeiten möchte.

**Frage 1: Was ist »Kälte« für den Biohacker überhaupt?**
Die Frage ist gar nicht so banal, wie sie klingt. Wir Biohacker haben keine klare Definition für Kälte, aber wir versuchen, unseren Körper immer wieder aus seiner Temperatur-Komfortzone zu schubsen, manchmal zärtlich, manchmal etwas entschlossener. Das kann ein T-Shirt-und-Shorts-Spaziergang im Winter sein, das kann die morgendliche kalte

Dusche sein, das kann der Aufenthalt in einer Kryokammer sein, das kann aber auch ein Eisbad sein oder – wie im Fall, den Stefan beschrieben hat – eine Runde eisschwimmen. Eisschwimmen ist so etwas wie die Königsdisziplin. Wieso Königsdisziplin und wieso Eisschwimmen auch eher nichts für Anfänger ist, darauf gehe ich gleich ein.

**Frage 2: Was bedeutet »richtige Anwendung« von Kälte?**

Sehr gute Frage! Entspanntere Anwendungen wie die kalte Dusche oder der fröstelnde Spaziergang sind so gut wie jedermann mit einigermaßen stabiler Gesundheit jederzeit zuzumuten. Bevor Sie sich in den Genuss einer Kryokammer (das dürfen Sie sich wie eine Sauna vorstellen, nur eben ordentlich runtergekühlt, auf etwa –110 bis –160 Grad) oder eines Eisbads unter etwa 10 Grad begeben, sollte mal ein Arzt ein prüfendes Auge auf Sie geworfen haben. Eisschwimmen im Sinne von Josef Köberl ist ein Extremsport. Stefan hat es in seinem Beitrag nicht erwähnt: Wer in so kaltem Wasser schwimmt wie auf dem Hintertuxer Gletscher, tut gut daran, Schwimmbrille und Ohrenschutz zu verwenden. Nicht aus Gründen des Komforts, sondern um der Eisbildung an den Augenlidern oder im Inneren des Ohrs vorzubeugen, die kann nämlich irreparable Schäden verursachen.

**Frage 3: Wie lange muss ich im Wasser sitzen?**

Hier gibt es eine sehr einfache Antwort, die wir der deutschen Biologin Josephine Worseck verdanken, einer Koryphäe der Kälte. Josephine, die das Standardwerk *Die Kraft der Kälte* verfasst hat, empfiehlt, pro Grad Wassertemperatur eine Minute im Wasser zu verbringen, um die maximalen Benefits abzugreifen. Diese Gleichung gilt bei Temperaturen von 1 bis 18 Grad. Tatsächlich, 18 Minuten in 18 Grad mildem Wasser zu verbringen (es wird mit der Zeit schon recht kühl, glauben Sie mir) bringt Ihnen gesundheitlich annähernd dieselben Effekte wie eine Minute in 1 Grad kaltem Eiswasser. Wärmer sollte das Wasser nicht sein.

**Frage 4: Und wie halte ich das aus?**
Keine Sorge. Sie halten das alles besser aus, als Sie es für möglich halten. Es gibt ein paar Tricks, die beiden einfachsten: die Kälte nur wahrnehmen, nicht beurteilen. Solange Sie Ihre Sinneswahrnehmung – Prickeln, Ziehen, Stechen, was auch immer – wertfrei registrieren, bleiben Sie ruhig und ertragen vieles, was Sie sich nicht zugetraut hätten. Und Trick zwei: ganz bewusst und langsam ausatmen. Damit beruhigen Sie Ihr vegetatives Nervensystem (das tatsächlich glaubt, es hätte Ihr letztes Stündlein geschlagen), und Sie verhindern, dass Sie sich durch Schnappatmung noch tiefer in den Stress-Strudel ziehen.

Sie dürfen übrigens beim Eisbaden gerne eine Mütze, Neopren-Handschuhe und/oder -Füßlinge tragen. Hände und Füße sind die Stellen, an denen die meisten Menschen wirklich Schmerzen kriegen, das ist übrigens ein Hinweis auf nicht allzu gute Durchblutung. (Hatte ich auch, bis ich meine Blutgefäße mit ein paar Apheresen durchgeputzt habe, auf Apheresen kommen wir in einem der folgenden Kapitel zu sprechen.)

Der einfachste Tipp für Kälte-Anfänger sind Wechselduschen: einfach nach der morgendlichen Dusche das Wasser für 30 Sekunden kalt stellen, dann wieder 30 Sekunden warm. Das kriegen Sie hin, oder?

## 90. KÄLTE LÖSCHT ENTZÜNDUNGEN

Wenn wir über Kälte reden, reden wir immer auch über Entzündung. Eine Entzündung ist grundsätzlich eine geniale Einrichtung unseres Körpers: Sie ist ein Alarmsignal, das auf ein Problem hinweist und sozusagen die Einsatzkräfte zu Hilfe ruft. Ohne Entzündung gäbe es also keine Reparatur von Verletzungen, keinen Heilungsprozess. Es ist ein bisschen ähnlich wie bei Stress: Die Entzündung ist kurzfristig wahnsinnig nützlich und sogar lebensnotwendig. Aber diese positive Wirkung kehrt sich ins

Gegenteil, wenn sie sich als Dauerzustand eingerichtet hat. Chronische, sogenannte »niederschwellige« Entzündungen richten mit der Zeit schrecklichen Schaden im Körper an, fast alle chronischen Krankheiten, unter denen so viele Millionen Menschen heutzutage leiden, stehen im Zusammenhang mit chronischen Entzündungen.

Und genau diesen Entzündungen rückt Kälte wirksam zu Leibe, dazu gibt es immer mehr Studien, die Ergebnisse sind atemberaubend.

Wim Hof, der niederländische »Iceman«, wurde durch die von ihm propagierte Kombination aus Atmung und Kälteexposition berühmt und schwört, dass er durch die Kälte auch seine Depressionsprobleme in den Griff bekommen hat. Auch wenn Wim Hofs Thesen nur zum Teil wissenschaftlich fundiert sind, da mag schon was dran sein: Es gibt wohl tatsächlich einen Zusammenhang zwischen Depressionen und Entzündungsprozessen im Gehirn.

Für Sportler wichtig zu wissen: Entzündungen sind eine ganz normale Folge von intensiver sportlicher Betätigung. Wenn Sie Krafttraining mit dem Ziel von Muskelaufbau betreiben, sollten Sie Ihrem Körper ein paar Stunden Zeit für den Abbau der Entzündung und den Aufbau neuer Muskelmasse geben, bevor Sie ihn runterkühlen. Also: nicht direkt nach dem Gym ins Eisbad. Wenn Sie aber schneller regenerieren wollen, zum Beispiel, weil Sie als professioneller Fußballer oder Tennisspieler nach dem einen harten Match nur wenig Zeit bis zum nächsten harten Match haben, dann ab mit Ihnen ins Eisbad nach dem Matchball oder Schlusspfiff, und zwar so schnell wie möglich.

## 91. DAS SAGENUMWOBENE BRAUNE FETT

Oft hört man, dass Kälteanwendungen das sogenannte »braune Fettgewebe« fördern. Das ist tatsächlich Fettgewebe, und es ist tatsächlich nicht weiß wie das zu Recht unbeliebte Schwabbelfett rund um die

Hüften, sondern es ist beigeartig gefärbt und stoffwechselaktiv. Es befindet sich üblicherweise in der Region rund um Schlüsselbeine, Schulterblätter und Nacken. Es schadet nicht der Gesundheit wie das weiße Fett, sondern nützt ihr, es verbrennt Kalorien, statt sie zu speichern.

Lange Zeit dachte man, braunes Fettgewebe gäbe es nur bei Kleinkindern, um sie (weil Babys noch die Fähigkeit zum Zittern fehlt) gegen Kälte zu schützen, und es würde irgendwann in der frühen Kindheit unwiederbringlich verloren gehen. Mittlerweile weiß man: Auch Erwachsene können braunes Fettgewebe bilden, und zwar tatsächlich unter Zuhilfenahme von Kälte. Leider reicht es nicht, morgens eine Minute kalt zu duschen, um das böse weiße ins gute braune Fett zu verwandeln. Dazu ist entweder das Befolgen eines sehr umfangreichen Kalt-Warm-Protokolls nötig (es ist nicht nur umfangreich, sondern auch ausgesprochen brutal, googeln Sie bei Interesse bitte nach den Begriffen »Nature« und »Succinate«). Entscheidend für die Bildung von braunem Fett ist, dass Sie nach der Kälteexposition zittern. Dieses Zittern verbrennt außerdem, angenehmer Nebeneffekt, jede Menge Kalorien.

An dieser Stelle, weil wir übers Zittern reden, ist der warnende Hinweis gut untergebracht, dass Ihr Körper mit Zittern erst auf einen Kältereiz reagiert, der so stark ist, dass der den Überlebensmodus zumindest in Alarmbereitschaft versetzt hat. Da ist dann schon einiges passiert, es ist das Blut im Rumpf deutlich wärmer als jenes in den Extremitäten; Ihr Körper hat beschlossen, die fürs Überleben nicht ganz primären Teile zu opfern. Was Sie in dieser Situation keinesfalls tun sollten, ist, um sich aufzuwärmen, sich besonders stark zu bewegen, rumzurennen, herumzuspringen, Gymnastik zu machen – oder auch sich ins stark geheizte Auto zu setzen oder sich an einen Kamin zu kuscheln. Denn was in einem solchen Fall passieren kann, ist der sogenannte Afterdrop: Die Blutgefäße weiten sich schlagartig, das kalte Blut der Extremitäten fließt sehr schnell in den Rumpf, in die Organe ... das kann im Extremfall sogar tödlich enden.

Geben Sie sich und Ihrem Körper also Zeit, sich ganz langsam zitternd aufzuwärmen. Das ist gesund, ein tolles Körpererlebnis und safe.

## 92. WAS MACHT DAS EISSCHWIMMEN SO BESONDERS?

Eisschwimmen, das hat Stefan sehr anschaulich geschildert, ist unter allen Kälteanwendungen die extremste. Das hat zum Teil damit zu tun, dass man der Natur ausgesetzt ist – also schon beim Ausziehen davor und vor allem beim klamm durchfrorenen Anziehen danach: Socken über von der Kälte gefühllos gewordene Zehen zu streifen ist ein Erlebnis, das Sie nicht mehr vergessen.

Das Extreme an der Sache hat vor allem aber damit zu tun, dass Sie beim Schwimmen im kalten Wasser in Bewegung sind und sich damit rund um Ihren Körper nicht – wie etwa in einer Eisbadetonne – eine thermische Isolationsschicht bilden kann. So eine Schicht entsteht schon nach rund 30 Sekunden, Sie sitzen dann zwar in einem Bottich mit vielleicht drei, vier Grad kaltem Wasser, aber Sie selbst sind von einer dünnen, gnädig aufgewärmten Wasserschicht umgeben. Wenn Sie nun schwimmen oder in einem fließenden Gewässer baden, kann sich eine solche Schicht logischerweise nicht bilden, und Ihre Haut kommt mit immer wieder neuem kaltem Wasser in Berührung.

Abschließend noch ein Hack: Wollen Sie die Wirkung der Kälteexposition verstärken, dann nehmen Sie davor ein wenig Koffein oder Niacin zu sich. Den Hack können Sie natürlich auch umgekehrt interpretieren. Und auf Ihren Morgenkaffee verzichten, bevor Sie sich das erste Mal ins kalte Wasser wagen.

16

# Gentests und Lebensstil

GENETIK BEDEUTET NICHT UNENTRINNBARES SCHICKSAL, SONDERN SIE BEDEUTET VERANLAGUNG.

## SO HACKT DER AMATEUR
### STEFAN WAGNER

Ein Gentest ist eigentlich Grundausstattung für den (auch nur ansatzweise) ambitionierten Biohacker, in der Selbstverständlichkeit auf einem Level mit Oura-Ring, Vitamin-D-Tropfen, kalter Dusche und Wasserfilter. Und irgendwie ist das ja auch logisch: In Ihrer Genetik sind die Spielregeln Ihres Lebens niedergeschrieben. Wer seine Genetik nicht kennt, läuft relativ konkret Gefahr, auf dem Fußballfeld seiner Gesundheit mit Skischuhen herumzustapfen. Oder mit Fußballschuhen am Start der Streif zu stehen.

Ich hab ja jahrelang keinen Test gemacht. Was zum Teil an meiner Dummheit liegt (ist genetisch bedingt, erklär ich gleich), zum Teil an einer Art diffusem Schissertum, weil vielleicht mag man ja gar nicht wissen, was da rauskommt. Und zum Teil, weil: Was mach ich mit einer Überaktivität im rs2606345 des CYP1A1?

Ich hab jetzt doch einen Test gemacht. Der Anbieter, für den ich mich entschieden habe, sitzt in München, sein Intelligene-Test kostet 600 Euro und funktioniert deppeneinfach: Man kriegt eine Box nach Hause geschickt, man rubbelt sich mit einem Wattestäbchen ein bisschen Speichel von der Wange und tropft ein bisschen Blut in eine Eprouvette, steckt das alles in die vorfrankierte Rücksendebox und wartet zwei Wochen. Dann kriegt man die Ergebnisse.

Bei mir umfasst die Auswertung 38 Seiten. Für die guten Nachrichten hätten drei oder vier Seiten auch genügt.

Ich weiß jetzt zum Beispiel:

- Meine körpereigene Entgiftung sorgt dafür, dass Giftstoffe zu schnell verstoffwechselt werden, um ausgeschieden werden zu können. Ich neige also dazu, mich in einer Art Perpetuum mobile der Schadstoffe selbst immer wieder neu zu vergiften. Ein konventionell angebauter Apfel ist für mich ungefähr so gesund wie eine Zigarette.

- Jene Gene, die dafür verantwortlich sind, die Wohlfühlhormone Dopamin und Serotonin abzubauen, sind bei mir übermotiviert. Das sorgt für eine novemberartige Grundstimmung im Leben, verschafft mir eine Genialität im Prokrastinieren und macht mich zu einem Supertalent für alles, was mit Süchten zu tun hat.
- In der Steuerung des Entzündungsgeschehens meines Körpers bin ich ungefähr so virtuos wie ein betrunkener Lkw-Fahrer, dem man auf einer peruanischen Bergstraße die Augen verbunden hat.
- Mein Gehirn neigt dazu, relativ schwer von Begriff und vergesslich zu sein.

Unterm Strich: Ich bin nicht zu beneiden. Und ich sage Ihnen: Es ist super – also nicht dass alles so ist, wie es ist, sondern dass ich das jetzt alles weiß.

» ***Ich hab ja jahrelang keinen Test gemacht. Weil: Was mach ich mit einer Überaktivität im rs2606345 des CYP1A1?***

Denn es gibt nicht nur die Genetik, sondern auch die Epigenetik. Epigenetik ist das Fremdwort dafür, wie ich mit meiner genetischen Disposition umgehe, also wie sehr ich gewisse Gene aktiviere oder andere deaktiviere. Man könnte es so erklären: Genetik definiert die Rahmenbedingungen unserer Gesundheit, Leistungsfähigkeit und Langlebigkeit, Epigenetik ist das, was wir daraus machen. So wie Real Madrid und die Reservemannschaft des FC Oberhaxing nach denselben Regeln spielen, aber dann doch was anderes dabei rauskommt.

Ich weiß jetzt, was für mich wirklich, wirklich wichtig ist: B-Vitamine, N-Acetyl-Cystein, Omega-3, Lecithin, Glycin, Arginin zum Beispiel. Ich weiß, welche Untersuchungen ich regelmäßig machen muss.

Und ich weiß: Man kann 120 werden, auch wenn man mit Secondhand-Genen auf die Reise geschickt wurde.

Die Ergebnisse haben mein Leben so sehr verändert, dass ich Ihnen rate: Machen Sie das auch! Diese paar Hundert Euro sind eine Investition, die sich hundertfach bewährt (vor ein paar Jahren haben diese Dinge tatsächlich auch das Hundertfache gekostet, die Wissenschaft ist da atemberaubend gut geworden).

Was ich Ihnen noch rate:

- Nehmen Sie einen deutschsprachigen Anbieter. Es ist alles schon in der Muttersprache kompliziert genug.
- Geben Sie sich mit der schriftlichen Analyse nicht zufrieden. Sie brauchen jemanden, der Sie fachkundig durch den Dschungel Ihrer Genetik führt.
- Zeichnen Sie dieses Analysegespräch auf. Sie können sich unmöglich alles merken, was wichtig ist. Und es ist sehr vieles sehr wichtig!

## SO HACKT DER PROFI

### ANDREAS BREITFELD

Der Einstieg ins Biohacking für Nerds und alle, die es werden wollen: Werfen Sie mal einen Blick in Ihre Genetik. Und keine Angst: Je schlechter die Nachrichten sind, desto wertvoller war der Test für Sie.

## 93. IM NERD-BEREICH DER PYRAMIDE

Wir beginnen das Kapitel mit der Einordnung der Bedeutung von Gentests. Stellt man sich Biohacking als Pyramide vor, stehen unten Bewegung, Ernährung, Sport, Schlaf, Entspannung und Glücklichsein. Das sind die Basics. Wenn Sie die nur halbwegs im Griff haben, sind Sie auf Ihrem Weg zu einem gesunden und guten Leben schon weiter als 99 Prozent der Bevölkerung.

Je weiter man die Pyramide raufklettert, desto kleiner werden die Hebel, desto feiner werden die Zahnrädchen, an denen man dreht. Aber irgendwie macht es nach oben hin auch mehr Spaß, zumindest aus einer zum Nerdigen tendierenden Perspektive, und ich hoffe ja, Sie bewegen sich Kapitel für Kapitel in diese Richtung.

Ein Satz wie der folgende hätte Sie in Kapitel 1 dieses Buchs wahrscheinlich noch irritiert, aber in Kapitel 16 vielleicht nicht mehr so sehr: Es kann ein wunderbares Hobby sein, an seinem Körper, an seinem Geist und seiner Seele zu arbeiten, sich selbst dabei zu beobachten, die Fort- und Rückschritte zu vermessen, immer wieder neue Dinge zu probieren, sie zu verwerfen, wenn sie sich nicht bewährt haben – oder sie beizubehalten, wenn sie sich doch bewährt haben.

Der Blick in unsere DNA ist also absolut kein Must-have (Ausnahme: siehe Kasten). Aber er ist ein Very-nice-to-have für jeden angehenden ambitionierten Biohacker.

## WIESO SIE IHRE KINDER TESTEN LASSEN SOLLTEN

**Natürlich können Sie auch jenseits der 50 oder 60 einen Gentest machen,** Sie werden Interessantes über sich erfahren und aufschlussreiche Hinweise zur Lebensführung kriegen. Aber man hat ab einem gewissen Alter seinen Lebensstil im Großen und Ganzen entwickelt, da sind Änderungen nur mehr mit relativ viel Aufwand, Wille und Disziplin möglich, und ihre Auswirkungen auf Gesundheit und Langlebigkeit bleiben meist relativ überschaubar.

Wirklich wichtig finde ich, einen Test bei Kindern durchzuführen. Da halte ich die paar Hundert Euro für ein enorm wertvolles Investment. Ein solcher Test offenbart die Grundanlagen der Gesundheit Ihres Kindes, und in so frühen Jahren lassen sich oft mit ein paar ganz kleinen Maßnahmen enorme Wirkungen erzielen, die sich schon kurzfristig zeigen können und langfristig das ganze Leben fundamental verbessern. Das kann ein Thema mit der Entgiftung sein, eine Histamin-Problematik, irgendwas mit Bezug zur Stressresistenz, generell die mentale Stabilität oder auch Persönlichkeitsmerkmale, da gibt es Dutzende mögliche Ergebnisse. Und wenn Sie die Daten einmal haben, kann Ihr Kind zeitlebens weitere spezialisierte Auswertungen durchführen. Denn die Genetik wird sich zeitlebens nicht verändern. Wenn Sie sich's irgendwie leisten können: ein Geburtstagsgeschenk, das wirklich Sinn ergibt.

## 94. VON REZEPT UND KOCH

Wenn wir von Gentests reden, kriegen wir es vor allem im deutschen Sprachraum sehr schnell mit einem Missverständnis zu tun: Die Analyse unserer DNA hat da eine etwas eigenartige, vor allem angstbehaftete Konnotation. Das liegt daran, dass die meisten Leute denken, ihre Genetik sei ein über sie gesprochenes und längt gefälltes Urteil, dessen unerbittlicher Vollstreckung sie hilflos ausgeliefert sind: In meinen Genen steht, ob ich Krebs kriege, Alzheimer, Demenz, Diabetes, so die landläufige Befürchtung. Verständlich, wenn man so was lieber gar nicht wissen möchte.

Aaaber, und das ist die gute Nachricht: Genetik bedeutet nicht unentrinnbares Schicksal, sondern sie bedeutet Veranlagung. Ihre Genetik drückt lediglich die Wahrscheinlichkeit aus, mit der Sie gewisse Dinge in Ihrem Leben erreichen oder mit der Ihnen gewisse Dinge widerfahren. Das zu verstehen ist ganz wichtig. »Genes load the gun, but lifestyle pulls the trigger«, sagen die Amerikaner.

» ***Genetik bedeutet nicht unentrinnbares Schicksal, sondern sie bedeutet Veranlagung.***

Sie können sich Ihre Genetik wie ein Regal voller Kochbücher vorstellen: Sie können nichts an den Büchern ändern, die da geschlichtet stehen, aber Sie bestimmen, welches Buch Sie aus dem Regal nehmen, welches Rezept daraus Sie zubereiten, und Sie haben sogar die eine oder andere Freiheit in der Auswahl der Zutaten. Welches Abendessen tatsächlich auf Ihrem Tisch steht, liegt vor allem an den Entscheidungen, die Sie täglich treffen – und die allermeisten werden mit den zu Beginn genannten Basics zu tun haben, mit Bewegung, Ernährung, Sport, Schlaf, Entspannung und Glücklichsein.

Das bedeutet: Je beunruhigender die Ergebnisse Ihres Gentests sind, desto glücklicher sollten Sie sein, ihn gemacht zu haben.

## 95. VIELLEICHT DOCH NICHT NFL-PROFI WERDEN ...?

Wenn ich zu Beginn dieses Kapitels ein wenig reserviert geklungen habe, was die Notwendigkeit von Gentests betrifft, dann lassen Sie mich jetzt bitte umso mehr über die Möglichkeiten schwärmen.

Dass ein solcher Test die Wahrscheinlichkeit misst, mit der Sie Krankheiten wie Krebs oder Demenz kriegen, das wussten Sie wahrscheinlich schon, bevor Sie dieses Buch in die Hand genommen haben. Seit Stefans Beitrag wissen Sie, dass Gentests auch erkennen, wie gut Ihr Entgiftungssystem funktioniert.

Aber wussten Sie außerdem, dass Gentests die Stabilität Ihrer Blut-Hirn-Schranke erkennen? Amerikanische Sportärzte können mittlerweile talentierten Athleten Ratschläge für die Auswahl der passenden Sportart geben – bei einer sensiblen Blut-Hirn-Schranke hält man sich von Sportarten wie Boxen oder American Football besser fern, in denen Gehirnerschütterungen zum Alltag gehören.

Und was, wenn Ihr Lebensglück von einer Karriere in der National Football League abhängt? Auch dann wissen Ärzte nach einem Gentest Rat: Denn abhängig von Ihrer BDNF-Produktionskapazitat können Sie mit der richtigen Nahrung (oder indem Sie fasten) Ihrem Körper dabei helfen, sich schneller von einer Gehirnerschütterung zu erholen – und damit das Risiko bleibender Schäden vermindern.

Ich vermute, Sie wussten auch nicht, dass Ihre Fähigkeit zur Bildung von Stickstoffmonoxid in Ihrer Genetik festgelegt ist – ein wesentlicher Faktor für Ihre Herz-Kreislauf-Gesundheit und Ihren Blutdruck. Und auch hier sind rot markierte Stellen in der Auswertung kein Grund, rot zu sehen: Sie wissen dann einfach, dass Sie spezielle Atemübungen in den Alltag einbauen sollten (Stichwort: Buteyko-Atmung, Nasenatmung), dass Sie Citrullin und Arginin supplementieren oder entsprechende Nahrungsmittel wie Rote Bete oder Wassermelone öfter zu sich nehmen sollten.

Sie sehen anhand dieser sehr speziellen Beispiele: Gentests geben Ihnen bis ins Detail Aufschluss über jene Lebens- und Lebensstilentscheidungen, die Ihnen dabei helfen, Ihre Gesundheitsbaustellen maßgeschneidert in den Griff zu kriegen – und zwar, bevor sie ernsthafte Probleme verursachen.

## 96. VON DER RAKETENWISSENSCHAFT IN DEN ALLTAG

Das Tempo, mit dem die Wissenschaft in diesem Bereich vorankommt, ist atemberaubend. Noch vor 15 Jahren waren Gentests echte High-End-Wissenschaft, eine DNA-Sequenzierung kostete Millionen von Dollar – und war bei Weitem nicht so ausgereift wie das, was Sie heute für ein paar Hundert Euro, auf Basis von ein paar Tropfen Blut und einem Wangenabstrich, kriegen.

Wir können davon ausgehen, dass das Thema Genetik in den kommenden Jahren noch eine viel größere Rolle in unserem Gesundheitsalltag spielen wird. Schon heute kann man etwa anhand Ihres DNA-Profils bestimmen, welche Medikamente bei Ihnen wirken und welche nicht, welche Sie vertragen und welche nicht und welche Wechselwirkungen welcher Medikamente genau Sie zu beachten haben.

Der nächste große Schritt, den ich erwarte, ist die Verbindung von DNA-Tests mit künstlicher Intelligenz. Denn heute ist der Laie in der Auswertung seines Tests noch auf professionelle Begleitung angewiesen. Sie können sich das ein bisschen wie bei einem großen Blutlabor vorstellen: Sie kriegen eine lange Liste von Zahlen und Fakten, auf der auffällige Werte gekennzeichnet sind. Das Gröbste erkennen Sie also meist auch als Laie. Aber manche einzelne Ergebnisse widersprechen einander – es ist üblich, dass Ihnen die eine Gen-Exposition in der

» ***Schon heute kann man etwa anhand Ihres DNA-Profils bestimmen, welche Medikamente bei Ihnen wirken und welche nicht.***

Auswertung zu Maßnahme A rät, die andere davon abrät –, andere Werte wiederum interagieren miteinander, verstärken einander vielleicht, es ist also ziemlich kompliziert. Stefan hat den Test von Intelligene gemacht und hatte das Glück, dass ihm Florian Schilling bei der Interpretation der Daten geholfen hat. Das Auswertungsgespräch hat fast eineinhalb Stunden gedauert, und wie er richtig geschrieben hat: Stefan allein hätte niemals so viel Nutzen aus dem Test ziehen können wie mit Florians Unterstützung.

Derzeit also mein Tipp: DNA-Test ja, aber nicht ohne bei der Auswertung einen Experten zurate zu ziehen, ähnlich wie Sie ja auch die Auswertung Ihres Bluttests mit dem Arzt besprechen.

Wie das in ein paar Jahren mit entsprechender Unterstützung durch künstliche Intelligenz aussehen wird, kann man schon heute absehen: Die Auswertungen werden auch für Laien absolut verständlich und kompakt aufbereitet sein, völlig automatisiert. Die Tests werden noch billiger und noch einfacher und wahrscheinlich sogar noch besser werden, da bin ich sicher.

## 97. WELCHE TESTS SCHON HEUTE SINNVOLL SIND

Schon heute ist es möglich, die eigenen Daten relativ preisgünstig zu erheben, etwa auf den Plattformen *23andMe* oder *MyHeritage*. Man bekommt seinen Datensatz, unfiltriert, ungeordnet und unausgewertet. Mit dem kann man danach zu anderen Anbietern gehen – etwa SelfDecode oder Rhonda Patrick –, die diesen Satz nach gewissen Kriterien durchforsten und analysieren, zum Beispiel zum Thema Darm oder zum Thema mentale Gesundheit.

All das wird in Zukunft ein Riesenthema sein in der medizinischen Praxis, und es wird sehr viele Entscheidungen enorm vereinfachen: Wir werden unsere Gen-Daten auf einer Datenbank liegen haben, wir werden je nach Bedarf gewisse Teile davon ansehen und analysieren, und unsere Ärzte werden auf Knopfdruck die richtigen Therapien und die richtigen Medikamente für uns ausgeworfen bekommen. Das wird unsere Medizin verändern, sehr viel individueller machen, ohne dass sehr viel mehr Zeit, an der es ja heute schon extrem mangelt, für die Behandlung einzelner Patienten nötig wäre.

Weniger interessant sehe ich einen anderen, derzeit recht modernen Zweig in der Genanalyse: Das Versprechen, die für uns perfekte Ernährung aus unseren Genen abzuleiten, halte ich nicht für einlösbar. In diesem Bereich spielt das Mikrobiom einfach eine zu große Rolle, allein unseren Darm bewohnen rund zwei Kilogramm Bakterien mit ihrer eigenen Genetik, und sie sind dafür hauptverantwortlich, wie gut wir unsere Nahrungsmittel vertragen, wie gut wir sie verwerten und verstoffwechseln können. Wir bräuchten also nicht nur einen DNA-Test für uns selbst, sondern auch einen für die Milliarden und Abermilliarden unserer winzigen Mitbewohner. Bis wir das hinkriegen, vergeht wohl noch einige Zeit.

# 17 Wissen für Biohacker

*NATURE*, *SCIENCE* UND *CELL* SIND DIE DREI FÜHRENDEN WISSENSCHAFTSMAGAZINE DER WELT. WAS DA DRINSTEHT, IST WASSERDICHT.

# SO HACKT DER AMATEUR STEFAN WAGNER

Einverstanden, wenn wir in diesem Kapitel ein wenig an Ihrer Karriere arbeiten? Es geht ganz einfach. Wirklich. Außerdem: Steuern sparen mit einer Baseballkappe.

Unser Gehirn ist jener Körperteil, über den wir am wenigsten wissen.

Bei vergleichbarer Tiefe der Erforschung von Beinen und Lunge wären wir noch nicht sicher, ob es am Start eines Marathonlaufs die Leistung fördert oder hemmt, sich eine Kniescheibe zu brechen und eine Zigarette zu rauchen. Es wäre auch üblich rückwärtszulaufen, einige würden sich die Beine vor dem Lauf zusammenbinden, und an Labestationen würden Frittiertes und Schnaps gereicht.

Ich übertreibe da jetzt erstaunlich wenig. Wenn es um die Nutzung unserer geistigen Leistungsfähigkeit geht, humpeln wir kettenrauchend und mit zertrümmerten Kniescheiben durch den Marathon unserer Arbeitstage. Wir behandeln unsere Gehirne wie Idioten.

Es sind Leute wie Andrew Huberman (*hubermanlab.com*), die daran arbeiten, dass das endlich aufhört. Dass wir unsere Gehirne endlich kapieren und dass wir – wichtiger noch – endlich lernen, sie vernünftig zu benützen. Huberman ist Neurowissenschaftler und Professor an der Stanford University. Zuletzt hat er zusammengefasst, was wir nach aktuellem Stand der Wissenschaft tun können, um unsere Konzentration, Kreativität und Denkleistung an einem ganz normalen Arbeitstag intelligent zu fördern:

- Konsumieren Sie in den ersten 30 bis 60 Minuten nach dem Aufstehen Sonnenlicht. Echtes, ungefiltertes Sonnenlicht. Kein Fensterglas, keine Brille (schon gar keine Sonnenbrille!) zwischen Ihrem Auge und dem Tageslicht. Ein Turbo für den ganzen Tag.

- Umgeben Sie sich in den ersten sechs bis neun Stunden nach dem Aufstehen überhaupt mit so viel Licht wie möglich. Alles, was Sie gerade noch nicht blendet, ist gut (wenn Sie dunkle Augen haben, vertragen Sie mehr Helligkeit als Ihre helläugigen Freunde). Achten Sie darauf, dass die Lichtquelle vor Ihnen und über Ihnen platziert ist, nicht unter Augenniveau. Das hat mit fotosensitiven Ganglienzellen, Ihrem Auge und dem Hypothalamus zu tun (Sie brauchen sich das aber nicht zu merken).
- Sie haben die Möglichkeit, an einem Fenster zu arbeiten? Tun Sie das! Wenn Sie das Fenster öffnen, verstärkt sich die positive Wirkung des Lichts um den Faktor 50 (fünfzig!).
- Ihr Gehirn bevorzugt vormittags und mittags analytische, präzise Arbeiten. Nachmittags gelingen ihm dann kreative Aufgaben besser. Also vormittags Steuererklärung, nachmittags Liebesbrief, nicht umgekehrt.
- Ändern Sie die Beleuchtung ab dem Nachmittag: Das Licht soll dann tendenziell von unten kommen, nicht mehr von oben.
- Lassen Sie abends überhaupt alle hellen Deckenbeleuchtungen weg.
- Nützen Sie den »Cathedral Effect«: Räume mit hoher Decke fördern Ihre Kreativität – Endausbaustufe ist Arbeiten unter freiem Himmel. Je höher der Raum, in dem Sie arbeiten, desto freier, weiter und offener werden Ihre Gedanken.

» ***Wir behandeln unsere Gehirne wie Idioten.***

- Das gilt auch umgekehrt. Je niedriger der Raum, in dem Sie arbeiten, desto effizienter lösen Sie Aufgaben, die mit Zahlen, Details, Analysen zu tun haben. Sie haben keinen niedrigen Raum zur Verfügung? Eine Baseballkappe aufzusetzen erzeugt denselben Effekt: Tatsächlich gelingt die Arbeit an Ihrer Steuererklärung besser, wenn Sie dabei eine Baseballkappe tragen.
- Die Hälfte Ihres Schreibtischtages zu sitzen ist okay. Mehr nicht. Die andere Hälfte sollten Sie stehen.
- Ärgster Tipp: Richten Sie den Fokus Ihres Blickfelds nach unten, verlieren Sie Wachsamkeit und Konzentration und werden müder. (Also wenn Sie zum Beispiel aufs Handy schauen. Lassen Sie das mal sickern.) Ihr Arbeitsmonitor sollte deshalb mindestens auf Augenhöhe sein, besser sogar ein wenig erhöht.
- Der unangenehmste Wachsamkeitstipp: Wenn Sie einmal eine Nacht durcharbeiten müssen, trinken Sie einen Liter Wasser und verbieten sich, in der nächsten Stunde Pipi zu gehen. (Ja, der Pipitrick ist Neurowissenschaft: Ihre Blase ist mit Ihrem Gehirn verbunden.)

## ANDREAS BREITFELD

Woher weiß ich eigentlich, was ich weiß? Und wie kommt man an wirklich verlässliche Informationen? Ein kleiner Ratgeber zu hilfreichem Biohacking-Wissen – aus erster und zweiter Hand.

### 97. AUF DER SUCHE NACH WEGBEGLEITERN

Stefans Beitrag, der dieses Kapitel eröffnet hat, beschäftigt sich nur vordergründig mit Hacks zu produktiverem Arbeiten. (Die Sie übrigens bitte alle hundertprozentig befolgen!) Im Kern ist dieser Text eine kleine Ode an Andrew Huberman, und jede Ode an den Stanford-Professor ist in jeder beliebigen Übertreibung berechtigt: Huberman ist der brillanteste Kopf der weltweiten Biohacking-Szene und unsere wahrscheinlich wichtigste Wissensquelle, streng wissenschaftlich und seriös, höchst zuverlässig, charmant, witzig. Niemand, der sich mit Biohacking beschäftigt, kommt an dem Mann mit der dunklen Stimme und dem schwarzen Vollbart vorbei.

Ich erwähne Huberman nicht ohne Hintergedanken. Denn in diesem Kapitel wollen wir uns der Frage widmen, wie Sie auf Ihrer eigenen Biohacking-Reise an wirklich hilfreiche Informationen und an wirklich wertvolle Anregungen kommen. Das ist tatsächlich ein Thema, denn Biohacking ist nicht nur eine wundervolle Idee und eine immer stärkere Bewegung mit dem Potenzial, unsere ganze Gesellschaft zu verbessern. Biohacking ist auch ein Rummelplatz sogenannter »Broscience« (die so heißt, weil sich die Evidenzen mit dem Level eines entspannten »Believe me, bro« zufriedengeben) und ein Tummelplatz von Wichtigtuern und

Geschäftemachern. Das hat mit Biohacking an sich gar nichts zu tun, sondern mit dem rasanten Wachstum von Biohacking, so was zieht Geschäftemacher und Wichtigtuer naturgemäß an.

Es ist nicht ganz unwichtig, die richtigen Quellen anzuzapfen und den richtigen Leuten zuzuhören: Schließlich experimentieren Sie mit den empfohlenen Nahrungsmitteln, Nahrungsergänzungsmitteln, Gadgets und Devices an sich selbst herum. Da wollen Sie nichts ausprobieren, bei dessen Entwicklung allzu Daumen-mal-Pi-artig mit wissenschaftlichen Grundlagen umgegangen wurde.

Im Folgenden also: wie Sie sich auf Ihrem Biohacking-Weg am besten zurechtfinden und welche Wegbegleiter ich Ihnen empfehlen möchte.

» ***Andrew Huberman: Niemand, der sich mit Biohacking beschäftigt, kommt an dem Mann mit der dunklen Stimme und dem schwarzen Vollbart vorbei.***

# 98. WIESO WISSENSCHAFT NICHT GLEICH WISSENSCHAFT IST

Vorab: Wissenschaft funktioniert im Wesentlichen immer gleich. Jemand versucht, im Rahmen einer Studie eine Antwort auf eine Frage zu finden. Praktisch bedeutet das zumeist, dass ein Auftraggeber Geld in die Hand nimmt (wir reden hier von stattlichen Dimensionen, häufig im Viele-Millionen-Dollar-Bereich) und dieses Geld dem Auftragnehmer gibt. In diesem sehr einfachen marktwirtschaftlichen Ablauf liegt ein Grundproblem dessen, was wir »Wissenschaft« nennen: Es gibt wahnsinnig viele Studien, die (vorsätzlich oder fahrlässig) schlampig aufgesetzt oder schlecht durchgeführt wurden oder die (vorsätzlich) auf ein dem Auftraggeber genehmes Ergebnis abzielen.

Kurz gesagt: Der Großteil der Studien, die weltweit veröffentlicht werden, ist kaum das Papier wert, auf dem sie veröffentlicht werden.

Um das zu veranschaulichen: Ich hätte kaum ein ernsthaftes Problem damit, durch eine Studie zu belegen, dass, zum Beispiel, der Verzehr von Froschschenkeln die Sprungkraft von jungen Sportlern verbessert. Ich bräuchte nur einen zahlungskräftigen Sponsor der Studie (vielleicht einen Produzenten von Froschschenkeln?), einige junge Sportler (nicht allzu viele, weil das die Kosten steigern und das Ergebnis unnötig objektivieren würde) und ein Talent, auf übertriebene Skrupel zu verzichten. Anschließend würde ich ein wenig Presse- und Lobbyingarbeit betreiben, und der Froschschenkel-Produzent würde seinen Umsatz sprunghaft steigern.

So was ist gar nicht so weit weg von der wissenschaftlichen Praxis, wie das klingt.

Zum Glück gibt es einige Institutionen, die sich dafür verwenden, dass genau solchen Breitfeld'schen Froschschenkel-Studien die unverdiente akademische Anerkennung nicht zuteilwird. Sie verhelfen jenen wissenschaftlichen Arbeiten zu Reputation, die sie wirklich verdient haben, eben weil: entweder unabhängig oder zumindest transparent abhängig, mit ausreichend großer Menge an Probanden und ausreichend sauberem Setting durchgeführt. Diese Institutionen prüfen die Studien, und wenn alles passt, veröffentlichen sie sie.

## 99. WISSEN AUS ERSTER HAND: HIER SCHÖPFEN SIE DIREKT AUS DER QUELLE

- *Nature, Science* und *Cell* sind die drei führenden Wissenschaftsmagazine der Welt. Das ist die absolute Oberliga. Was da drinsteht, ist wasserdicht. (Wenn sich einmal etwas in *Nature, Science* oder *Cell* schwindelt, das sich später als doch nicht wasserdicht herausstellt, ist die wissenschaftliche Community skandalerschüttert.)
- *PubMed* (*https://pubmed.ncbi.nlm.nih.gov/*): Sobald Sie eine Studie erstellt und andere Wissenschaftler aus demselben Fachgebiet sie kontrolliert haben (der Fachbegriff für diese Kontrolle ist »peer-reviewed«), können Sie Ihre Arbeit auf diese Plattform des amerikanischen Gesundheitsministeriums hochladen. Das ist bisher rund 22 Millionen Mal passiert. Hinter *PubMed* steht eine Redaktion, die dort für eine gewisse Qualitätssicherung sorgt. Aber wie sorgfältig eine Studie im Detail durchgeführt wurde, entnehmen Sie am besten der Studie selbst. Die ersten drei Parameter, auf die Sie dabei am besten achten, sind Studienlaufzeit sowie Anzahl und Auswahl der Probanden.
- *Examine.com* ist extrem kompetent und vertrauenswürdig, wenn es um Supplements geht. Das Team von *Examine.com* sammelt sämtliche vertrauenswürdigen Studien zu einzelnen Nahrungsergänzungsmitteln, bewertet diese Studien und erstellt Zusammenfassungen.

- *Selfhacked.com*: Die Plattform dient als Suchmaschine für einschlägige wissenschaftliche Arbeiten. Darüber hinaus erarbeitet das Team rund um Gründer Joe Cohen vertiefende Artikel zu den entsprechenden Themen.

Das, was Sie in diesen Quellen finden, ist mit einer sehr hohen Wahrscheinlichkeit vertrauenswürdig. Und wird, wenn wir Glück haben, in etwa 10, 15, 20 Jahren auch den Weg an unsere Universitäten gefunden haben, in die Lehrbücher der Medizin, der Ernährungs- und Sportwissenschaft und ins Bewusstsein der Ärzte. Wenn wir Pech haben, strandet das Wissen unterwegs irgendwo – zum Beispiel, weil niemand ein wirtschaftliches Interesse damit verbindet, dass dieses Wissen Allgemeinwissen wird. Ist nicht gut, aber ist so.

## EINE EINLADUNG IN *DIE BIOHACKING-PRAXIS*

**Erlauben Sie mir ein wenig schamlose Eigenwerbung?** Jeden Dienstag erscheint eine neue Folge von *Die Biohacking-Praxis*, dem gemeinsamen Podcast-Projekt des Red Bull Media House, meines Freundes Stefan und mir. Dort versuchen wir, Ihnen – wie der Name schon sagt – sehr an der Praxis orientierte Tipps mitzugeben. Und das auf eine sehr persönliche, launige, humorvolle und ziemlich oft auch augenzwinkernde Art. Wir sind ausgesprochen glücklich darüber, wie gut der Podcast angenommen wird, in den entsprechenden Rankings in Deutschland, der Schweiz und Österreich matchen wir uns sogar mit dem Podcast von Andrew Huberman.

## 100. WISSEN AUS ZWEITER HAND: DIESEN LEUTEN KÖNNEN SIE VERTRAUEN

Wieso ich Ihnen das so ausführlich erzähle? Weil Sie, sobald Sie diese Quellen kennen, einen enormen Wissensvorsprung für Ihre Gesundheit in die Hand bekommen.

Um die Quellen aus erster Hand zu nützen, müssen Sie sehr gut Englisch sprechen, viel Zeit haben und in den allermeisten Fällen auch daran gewöhnt sein, wissenschaftliche Arbeiten zu lesen. Das ist wirklich mühsam, ich weiß das aus eigener Erfahrung – als professioneller Biohacker muss man da manchmal durch.

Zum Glück gibt es Leute, die so freundlich sind, diese Quellen für Sie systematisch zu sichten, auszuwerten und aufzubereiten. Ein paar von ihnen möchte ich Ihnen hier ans Herz legen.

**Andrew Huberman**

Podcasts von zweieinhalb oder drei Stunden Länge, Woche für Woche, jede Zeile durch aktuelle Studien wissenschaftlich belegt und alles so aufbereitet, dass man gerne zuhört, humorvoll, augenzwinkernd, ironisch: Das ist der Podcast-Goldstandard in Sachen Biohacking. Alle hören Huberman zu, alle haben Hubermans Newsletter abonniert und folgen ihm auf Social Media, und zwar völlig zu Recht.

Hinter Huberman steht ein hoch qualifiziertes Research-Team, das ihm die aktuellsten Studien zuträgt und aufbereitet, das die wesentlichen wissenschaftlichen Papers durchforstet und die Datenbanken scannt. Bei Andrew Huberman sind Sie am Puls des neuen Wissens. Ach ja: Wenn er nicht Quellen fremder wissenschaftlicher Arbeit zitiert, erstellt er selbst Arbeiten, die in führenden Magazinen publiziert werden.

**Tim Ferriss**

Eigentlich ja kein Biohacker mehr, so wie früher, aber immer noch eine richtig gute Quelle für erstklassige Informationen. Und selbst in der Wissenschaft hoch engagiert: Angeblich hat Tim Ferriss rund 13 Millionen Dollar in die Erforschung der antidepressiven Wirkung von Psilocybin investiert. Wer bei Tim Ferriss vorkommt, in seiner Timeline oder in seinem Podcast, ist respektables Mitglied der wissenschaftlichen Community.

**David Sinclair**

Wenn Sie sich für die Wissenschaft der Langlebigkeit interessieren, Fachbegriff Longevity, dann ist David Sinclair Ihr Mann. Wenn es um Sirtuine – das sind spezielle multifunktionelle Enzyme – und ihren Beitrag zu einem langen Leben geht, ist der Australier weltweit führend. Sinclair ist kein Entertainer, gelinde gesagt. Ich rate eher dazu, sein Buch zu kaufen, als seinen Podcast zu hören, den ich eher als Hypnotikum einsetze denn als Informationsquelle.

**Rhonda Patrick**

Eine großartige Frau, in Sachen Bildungstiefe und -breite, Anspruch und Seriosität auf einer Stufe mit Huberman. Aber ein wenig sperriger. Huberman hat dieses ganz besondere Talent, komplexe Dinge so runterzubrechen, dass man sie auch ohne akademische Vorbildung versteht. Dieses Talent ist, höflich formuliert, bei Rhonda Patrick nicht ganz so ausgeprägt.

**Dave Asprey**

Das Urgestein, der Mann, dem wir die Grundlagen des selbstverantworteten Gesundheitsmanagements zu verdanken haben und, ja, auch den Begriff »Biohacking«. Persönlich beobachte ich seine Entwicklung zwiegespalten; in den letzten Jahren ist das Pendel von wissenschaftlichem

Idealismus schon ein wenig in Richtung Monetarisierung seines – verdienten – Status geschwungen.

**Ben Greenfield**

Ich wäre heute kein Biohacker, wenn es Ben Greenfield nicht gäbe. Er ist eine globale Identifikationsfigur unserer Szene, in ganz vielen Bereichen absolutes Vorbild. Ich hatte mehrfach die Freude und Ehre, mich persönlich mit ihm auszutauschen, ihn auch zu interviewen (nachzulesen im Biohacking-Special des *Red Bulletin Innovator* und nachzuhören als Podcast-Folge, googeln Sie bei Interesse bitte einfach »Ben Greenfield interview with Red Bull on the meaning of life«). Er ist ein ganz Großer unserer Szene, auch wenn ich persönlich mit seiner Hinwendung ins allzu fundamentale Christlich-Orthodoxe nicht allzu viel anfangen kann.

Das waren jetzt ausschließlich englischsprachige Experten. Wir Deutschen sind naturgemäß einen Schritt weiter entfernt von den meisten Quellen, aber dennoch gibt es auch bei uns Leute, für die ich die Hand ins Feuer lege: Simone Koch betreibt vor allem mit ihren großartigen Büchern erstklassige Arbeit, im Speziellen, wenn es um Themen rund um Entzündung, Autoimmunerkrankungen oder Schilddrüse geht. Julia Tulipan ist absolute Expertin in allem, was mit Low Carb oder Keto zu tun hat. Es lohnt sich, meinem Freund Max Gotzler zu folgen, ebenso Tim Boettner und Unkas Gemmeker, den Österreichern Richard Staudner oder Dominik Duscher, und für den Einstieg ins Thema Gesundheit ist Patric Heizmann ein wirklich guter Tipp.

10

# Blutspenden und Apherese

BLUT ZU SPENDEN IST EIN FABELHAFTER BIOHACK MIT GESELLSCHAFTLICHEM BENEFIT.

## SO HACKT DER AMATEUR

### STEFAN WAGNER

Man kann nicht sagen, dass mir meine Freundschaft mit Andreas Breitfeld dabei helfen würde, den Alltag konventioneller zu gestalten. Andreas ist ein beängstigend talentierter Verführer in die Welt der nicht ganz massentauglichen Gesundheitspflege.*

Er hat mich zum Beispiel zuletzt dazu gebracht, halbe Abende in einer hyperbaren Sauerstoffkammer zu verbringen. Das Ding schaut aus wie ein als Ganzkörperkondom verkleideter Kindersarg, ist etwa halb so laut wie ein Spaceshuttle-Start, fühlt sich wegen des Drucks im Ohr vergleichbar an, dafür kostet es nur 16.000 Euro. »Das musst du unbedingt ausprobieren!«, sagte Andreas und borgte mir eine seiner Kammern. (Andreas hatte wie immer recht: Hyperbare Sauerstofftherapie ist irre. Das Spaceshuttle verbesserte meine Tiefschlafwerte um 20 und die Atemanhaltezeit meiner Wim-Hof-Übungen um über 40 Prozent. Vierzig!)

Dann beauftragte mich Andreas damit, mir tagsüber für ein paar Minuten ein grabkerzengroßes, sphärisch bimmelndes und im Ameisenstakkato vibrierendes Ding auf den Bauch zu legen, das aussieht wie ein phallisch inspirierter indischer Spielzeugtempel. (»Das ist die echobell«, sagte er, »es gibt nix Besseres, um zwischendurch runterzukommen.«) Jetzt liege ich jeden Vormittag fünf Minuten mit geschlossenen Augen neben dem Schreibtisch auf dem Boden, lasse mir von der echobell den Solarplexus durchtrommeln und entspanne mich, als würde ich in den Teppich einsickern.*

Als Andreas kürzlich anrief, war er aber wirklich aufgeregt, sogar für seine Verhältnisse. Es ging um Apherese, seien Sie unbeschämt, ich hatte den Begriff davor auch noch nie gehört. Apherese ist eine Art High-End-Superdialyse: eine Kanüle in den einen Arm, Ihr Blut wird abgezapft, durch einen Filter-Waschmaschinen-Apparat geleitet und durch eine Kanüle im anderen Arm rückgeführt.

Apherese, so schwärmte Andreas, wäscht wirklich alles aus dem Blut, was nicht reingehört: Schwermetalle, verirrte Viren, verkrüppelte Bakterien, altersschwache Antikörperreste oder torkelnde Überbleibsel irrlichternder pharmazeutischer Interventionen.

»Apherese ist der Neustart-Button für deinen Körper«, sagte Andreas.

Die Apherese hat nur einen kleinen Nachteil, sagte Andreas, und der ist zugegebenermaßen groß: Einmal Feinwäsche kommt auf rund 2.500 Euro, und mit einem Durchgang ist es selten getan.

Aber Andreas wäre nicht Andreas, hätte er nicht auch eine Idee für eine Art Apherese für Anfänger gehabt: »Geh Blut spenden!«, sagte er.

Die Blutspende, erklärte er mir, ist die Blutwäsche des kleinen Mannes. Von den rund sieben Litern Blut, in denen die Viren, Antikörper und Schwermetalle durch Ihren Körper canyonen, wird ungefähr ein halber entnommen, der Körper bildet zum Ausgleich jungfräuliches Blut

» ***Andreas ist ein beängstigend talentierter Verführer in die Welt der nicht ganz massentauglichen Gesundheitspflege.***

nach (deswegen sind Sie nach der Blutspende auch einen Tag lang rechtschaffen schlapp), allein physikalisch bedeutet das: Die Belastung durch den Langzeitmüll nimmt um knapp zehn Prozent ab.

Wenn Sie die Frequenz an zugelassenen Blutspenden ausnützen (Frauen alle zehn Wochen, Männer alle acht), haben Sie in ein bis zwei Jahren eine Art Mini-Apherese hingelegt. Sie haben anderen etwas Gutes getan,** Sie haben sich ordentlich durchgeputzt, Sie haben ein- bis dreimal 2.500 Euro gespart.

(Abgesehen davon verbrennt Ihr Körper beim beschwerlichen Nachbilden des Bluts nach jeder Blutspende in etwa 800 Kalorien.)

* Andreas meinte auch, wir müssten unbedingt andere Leute dabei zuhören lassen, wenn er mir die Welt des Biohackings erklärt. Das können Sie jetzt auch tatsächlich tun, in unserem gemeinsamen Podcast *Die Biohacking-Praxis*.

** Machen Sie sich wegen des Mülls, den Sie mit dem Blut loswerden, keine Sorgen, der wird rausgefiltert.

## SO HACKT DER PROFI

## ANDREAS BREITFELD

Dieses Kapitel besteht aus einer Aufforderung und einer Anregung. Die Aufforderung: Tun Sie sich selbst und anderen Gutes! Die Anregung: Investieren Sie den Gegenwert eines Gebrauchtwagens in Ihre Gesundheit.

## 101. MAL SCHNELL DEN MÜLL RAUSBRINGEN

Etwa acht Prozent unseres Körpergewichts sind Blut, das sind im Schnitt rund sechs bis sieben Liter, und um diese sechs bis sieben Liter geht's in diesem Kapitel. Wir reden erstens darüber, was es Ihnen bringt, immer wieder mal rund 500 Milliliter davon zu spenden. Und zweitens reden wir über die sogenannte Apherese, das ist eine Art High-End-Möglichkeit, Ihr Blut zu filtern.

Was diese beiden Themen miteinander zu tun haben: Wir können, indem wir Blut spenden oder indem wir unser Blut speziell reinigen lassen, viele Stoffe loswerden, die unserer Gesundheit nicht guttun. Wir können die Belastung unseres Systems durch Gift- und Schadstoffe in einem Ausmaß reduzieren, wie das mit keiner anderen Intervention möglich ist. Und das Allerbeste: Wir können, wenn wir's richtig anstellen, nicht nur viel von dem bösen Zeug entfernen, das bereits im Blut herumschwimmt, sondern wir können in einer Art Sog auch weiteres Zeug aus unserem Gewebe ziehen. Und auch das wieder ausleiten.

Außerdem können wir die Durchblutung verbessern, den Blutdruck ausbalancieren und unsere sportliche Leistungsfähigkeit steigern.

Klingt gut, oder?

# 102. BLUTSPENDEN: DER WIN-WIN-BIOHACK

Wir beginnen mit der Blutspende. Ich muss Ihnen nicht erklären, dass es gesellschaftlich wahnsinnig viel Sinn macht, Blut zu spenden. Eine Reihe von Therapien und Medikamenten benötigen menschliches Blut, bis hin zur Unterstützung der Behandlung von Krebspatienten. An altruistischen Gründen fehlt es also nicht, sich die halbe Stunde Zeit zu nehmen und sich in einem Rot-Kreuz-Zentrum einen halben Liter abzapfen zu lassen.

Blut zu spenden ist aber darüber hinaus ein fabelhafter Biohack. Zunächst, und ich möchte das gar nicht als Nebenbei-Benefit abgetan sehen: Das Gefühl, anderen geholfen zu haben, setzt Oxytocin frei, das ist unser »Kuschelhormon«, unter anderem reduziert Oxytocin Stress, aktiviert das Belohnungssystem, senkt den Blutdruck. Wir Menschen sind soziale Wesen, und anderen etwas Gutes zu tun, stärkt unsere eigene Gesundheit enorm.

Was häufig nicht einmal avancierte Biohacker wissen, das sind die weiteren, die ganz handfesten physiologischen Benefits einer Blutspende.

Zunächst und in den meisten Fällen auch vor allem geht es dabei um Eisen. Viele Leute – vor allem Frauen im gebärfähigen Alter – leiden unter einem Eisenmangel, nicht zuletzt, weil durch die monatliche Blutung eine Menge Eisen verloren geht.

Bei Männern ab etwa Mitte 30 und bei Frauen nach der Menopause ist jedoch das Gegenteil viel häufiger, ein Eisenüberschuss. Und wie so oft in der Natur ist ein Zuwenig genauso verkehrt wie ein Zuviel: Ein Überschuss an Eisen tut Ihnen alles andere als gut, vor allem beschleunigt es Oxidationsprozesse und damit alles, was mit Entzündungen und Altern zu tun hat.

Wenn Sie ein Mann sind, älter als ungefähr Mitte 30 und hin und wieder Fleisch essen oder wenn Sie eine Frau sind und die Menopause schon hinter sich haben, ist eine Blutspende sehr wahrscheinlich ohne Einschränkung positiv für Sie. Allein schon, um Ihren Eisenhaushalt ins Gleichgewicht zu bringen.

Selbst wenn Sie als Frau die Menopause noch vor sich haben und/oder auf Fleisch verzichten, sollten Sie dieses Kapitel weiterlesen. Denn Blut zu spenden bringt neben dem Eisenabbau eine Reihe anderer Vorteile mit sich. Die Vorteile sind so groß, dass gegebenenfalls sogar nach dem Blutspenden ein Auffüllen der entleerten Eisenspeicher mittels Infusion oder Nahrungsergänzungsmitteln lohnt (recht gute Ergebnisse bringt erfahrungsgemäß das Produkt Floradix, das nur nebenbei bemerkt, weil ich sehr oft gefragt werde). Eine weitere Variante der Eisenzufuhr, die ich aber nur der Vollständigkeit halber erwähne und nicht, um zur Nachahmung anzuregen, stammt von einer Biohacking-Kollegin: Sie verpasst sich regelmäßig Einläufe aus faschierten Innereien.

Egal für welche Variante Sie sich entscheiden: Bitte vor dem Supplementieren den Status messen lassen, aber das gilt ja ohnehin immer bei der Einnahme von Nahrungsergänzungsmitteln, unabhängig von der verabreichten Substanz und unabhängig von der Art der Verabreichung.

» ***Sie sind Mann, älter als Mitte 30 und essen hin und wieder Fleisch? Ab mit Ihnen zum Roten Kreuz!***

## 103. RAN AN DIE NADEL – SO OFT WIE MÖGLICH!

Wieso lohnt Blutspenden also tatsächlich für jedermann? Ein guter Teil der Gifte, die wir im Körper ansammeln, befindet sich im Blut. Davon kriegt man, logisch, durch die Blutspende eine Menge raus aus dem System, und zwar gar nicht so wenig, knapp zehn Prozent. Jenes Blut, das Sie danach neu bilden, um wieder auf Ihre fünf bis sieben Liter zu kommen, ist naturgemäß jungfräulich und frei von Schadstoffen. (Dass Ihr Körper beim Aufbau von neuem Blut Energie im Umfang eines sehr intensiven Work-outs verbraucht, ist ein netter Nebeneffekt.)

Durch die sogenannte osmotische Sättigung rücken Schadstoffe aus dem Gewebe in das weniger belastete Blut nach, sodass einerseits die Gesamtbelastung Ihrer Zellen sinkt und andererseits beim nächsten Mal Blut spenden wieder ausreichend Müll in Ihren Blutgefäßen unterwegs ist, den loszuwerden sich lohnt. (Weil Sie sich jetzt als empathischer Mensch um das Wohl des Empfängers Ihrer Blutspende sorgen: Keine Angst, das Spenderblut wird sorgfältig gereinigt und zudem in seine Bestandteile aufgespalten, Sie fügen also niemandem Schaden zu.)

Im Idealfall nützen Sie also die engstmöglichen Intervalle für Ihre Blutspenden, das sind meist sieben oder acht Wochen. Und um sicherzugehen, dass Ihr Gewebe tatsächlich allmählich von Schadstoffen befreit wird, rate ich dazu, die Einnahme von essenziellen Aminosäuren und EPA sowie DHA, das sind die in Fisch- und Algenöl enthaltenen Omega-3-Fettsäuren, in den dazwischenliegenden Wochen bewusst hoch zu halten. Wenn ich »bewusst hoch halten« sage, rede ich bei EPA und DHA von 2 bis 3 Gramm täglich, bei den essenziellen Aminosäuren durchaus von 10 bis 15 Gramm pro Tag. Bitte achten Sie auf hochwertige Produkte. Insbesondere bei Fischölen ist der Markt mit grottenschlechten Produkten überschwemmt, die Ihrer Gesundheit weit mehr schaden als nützen (aktuelle Produktempfehlungen auf: *die-biohacker.com*).

Wenn Sie zusätzlich noch einen Bogen um konventionell produzierte Nahrungsmittel machen und auf Ihre Darmgesundheit achten (viel Wasser trinken, gute Ballaststoffquellen), dann haben Sie eine richtig gute Chance, Ihren Körper über die Zeit bis runter auf die Zellebene zu entgiften.

Wann sollten Sie nicht Blut spenden? Da gibt es die üblichen Hinweise: Wenn Sie unter Eisenmangel oder zu niedrigem Blutdruck leiden, wird man Sie gar nicht drannehmen. Von einer Blutspende ist auch abzuraten, wenn Sie sehr ambitioniert ausdauersportlich aktiv sind und wichtige Wettkämpfe anstehen. Sie werden einige Wochen nach der Blutspende nicht Ihre optimale sportliche Leistung erbringen können. Bis Sie Ihre maximale vaskuläre Leistungsfähigkeit wiedererlangt haben, kann es schon mal acht Wochen dauern. (Der Unterschied ist schon nach einer, maximal zwei Wochen nur noch im absoluten Leistungssport von Bedeutung.)

## 104. APHERESE: DER BLICK IN DEN MÜLLSACK

Man könnte sagen: Die Apherese ist die große Schwester der Blutspende. Leider ohne den gesellschaftlichen Nutzen, aber dafür mit umso durchschlagenderen gesundheitlichen Benefits.

Den Ablauf einer Apherese dürfen Sie sich vorstellen, wie Sie sich eine Blutwäsche vorstellen: Sie liegen in einem Behandlungsstuhl, in beiden Armbeugen jeweils eine Infusionsnadel. Aus der einen Beuge wird Ihnen Blut entnommen, durch eine spezielle Maschine mit einem hoch entwickelten Filtersystem geleitet, und durch die andere Beuge wird Ihnen das Blut wieder zugeführt. Am Ende der Prozedur, die etwa zwei, zweieinhalb Stunden in Anspruch nimmt (und in der Sie nicht aufstehen dürfen, was Sie in den zweifelhaften Genuss der Erfahrung einer angelegten Windel oder der Anwendung einer Bettflasche bringt), können Sie das Zeug, das aus Ihrem Blut rausgefiltert wurde, in einem durchsichtigen Plastikbeutel bestaunen. Zum Teil sind das atemberaubende Dreckskumpen.

Der osmotische Effekt, den wir schon beim Blutspenden angesprochen haben, kommt natürlich auch bei der Apherese zur Geltung. Es dauert etwa 48 Stunden, bis der Müll aus dem Gewebe ins Blut nachgerückt ist, das heißt: Goldstandard sind zwei Apheresen binnen einer Woche. Dann sollte wirklich das Gröbste rausgefischt sein.

» ***Nach der Apherese können Sie das Zeug, das aus Ihrem Blut rausgefiltert wurde, in einem durchsichtigen Plastikbeutel bestaunen. Zum Teil sind das atemberaubende Dreckskumpen.***

## 105. ENDLICH WARME FÜSSE

Meine eigenen Erfahrungen mit der Apherese sind durchschlagend. Ich habe bei meinem Freund und Vertrauensarzt Christian Burghardt in München drei Apheresen durchführen lassen, und ich kann ehrlich sagen: Keine andere einzelne medizinische Intervention hat bei mir jemals eine solche Wirkung gezeigt. Nicht unmittelbar, aber am zweiten Morgen nach jeder Behandlung war da ein richtiger Sprung in meinem Energielevel zu spüren, und zwar nachhaltig. Am erstaunlichsten war die offensichtlich bessere Durchblutung meiner Hände und Füße, besser gesagt: die offenspürliche. Ich hatte immer schon mit kalten Händen und Füßen zu kämpfen, und das wurde selbst durchs Biohacking nie wirklich besser. Ein Eisbad ohne Neopren-Füßlinge oder -Handschuhe war eine wirkliche Qual.

Das ist nun völlig anders. Auch in meiner sportlichen Leistungsfähigkeit habe ich einen Unterschied bemerkt, nicht auf die Maximalkraft bezogen, aber auf die Umfänge, die ich trainieren kann.

Allgemein wird von großen Erfolgen in Zusammenhang mit Hautproblemen erzählt, bei sehr vielen Fällen von Long Covid oder auch Impfkomplikationen bis zu Blutfettwerten und vielen anderen gesundheitlichen Themen.

## 106. ACHTUNG: APHERESE IST NICHT GLEICH APHERESE!

Die Apherese ist sehr kostenintensiv – aktuell, also im Frühjahr 2023, muss man pro Durchgang mit rund 2.500 Euro rechnen, die die gesetzliche Krankenversicherung nicht übernimmt. Entsprechend attraktiv ist das Thema auch für medizinische Anbieter mit geringem Anstand.

Tatsächlich sind mir ein paar Ärzte im Zusammenhang mit dem Begriff Apherese über den Weg gelaufen, für die mein Wortschatz nicht groß genug ist, um einen zutreffenden Ersatz für die Bezeichnung »betrügerisch« zu finden.

Apherese ist ein sehr teures Verfahren, auch für den Anbieter, allein weil die Filter extrem kostspielig sind, weil der Betreuungsaufwand für den Patienten sehr hoch ist. Vor allem bei den Filtern kann man sehr viel Geld sparen – aber eben auf Kosten der Qualität.

Wenn Sie auf Nummer sicher gehen wollen, achten Sie bitte auf den Begriff »Inuspherese«, dann sollte die Qualität des Angebots gesichert sein.

Ich weiß, es widerspricht dem Grundgedanken des Biohackings, aber ich bin in meiner Einschätzung der Wirksamkeit der Inuspherese so weit, dass ich mich zu sagen traue: Wenn Sie es sich leisten können, jedes Jahr zwei bis drei Inuspheresen durchführen zu lassen, müssen Sie den Rest des Jahres nicht wirklich darauf achten, wie gesund Sie sich ernähren.

Apherese ersetzt Askese, könnte man sagen, aber auf diese Idee möchte ich Sie gar nicht bringen. Gehen Sie Blut spenden, damit haben Sie wirklich schon viel für sich getan. Und wenn Sie es sich leisten können und wollen, lassen Sie sich einmal ordentlich durchputzen. Und genießen Sie darüber hinaus die Lebensqualität, die Ihnen der Biohacking-Lifestyle verschafft.

# 10 Beziehungen und Lebensfreude

IHR GRÖSSTER HEBEL FÜR LEISTUNGSFÄHIGKEIT UND LANGLEBIGKEIT SIND DIE LIEBE UND VERBUNDENHEIT ZU ANDEREN MENSCHEN.

## SO HACKT DER AMATEUR

## STEFAN WAGNER

Manchmal ist das Leben einfach ein bisschen schlecht in Form, da kann man herumbiohacken, so viel man will. Da wird die Welt zwei Jahre zugesperrt, alle haben Angst vorm Sterben. Wenn die Welt wieder aufsperrt, muss es einer in Moskau mit dem Endlich-wieder-von-daheim-Rausdürfen übertreiben, alle kriegen wieder Angst vorm Sterben. Und weil das ganze Geld, das in den letzten Jahren gedruckt wurde, erstaunlicherweise dazu führt, dass das einzelne Geld weniger wert wird, kriegen auch noch alle Angst vorm Verhungern und Erfrieren. Und wer nach all dem immer noch glückselig in seinem Parasympathikus herumschlummert – und zwar sogar dann, wenn er an den Zustand der Meere und Gletscher und Böden denkt –, der hat immerhin Bammel davor, dass das vor einem Jahr bestellte Auto erst dann geliefert wird, wenn es als Oldtimer durchgeht.

Kennen Sie jemanden, der auf die Idee käme, das Titellied von *Dirty Dancing** zur Hymne seines aktuellen Lebensabschnitts zu wählen? Nun wollen Sie von mir wissen: Wie geht ein Biohacker mit einer Übermacht an Dingen um, die er nicht ändern kann, aber mit denen er irgendwie doch lernen muss umzugehen?

Bitte schön:

1. Begegnen Sie Menschen ganz bewusst liebevoll. Öffnen Sie sich. Kuscheln Sie und engagieren Sie sich bei der Freiwilligen Feuerwehr (gerne, aber nicht zwingend zur gleichen Zeit). Immer wenn Sie sich anderen verbunden fühlen, wenn Sie anderen etwas Gutes tun, drehen Sie in Ihrem Inneren den Oxytocin-Hahn auf. Oxytocin kennen Sie als »Kuschelhormon«. Es ist der Endgegner jeder Art von Stress. Oxytocin ist Lebensglück, das es beim Feuerwehreinsatz gibt,

beim Herumschmusen auf der Couch mit dem/der Lebenspartner/-in, dem Haus- oder sogar dem Kuscheltier**.

2. Melatonin. Das Zeug wirkt. (Deswegen funktionieren ja auch Blueblocker-Brillen.) Probieren Sie damit herum, es hilft beim Einschlafen, Sprays gibt es mittlerweile überall. Melatonin ist besser als jedes noch so bewährte Schlafmittel. Und nichts – außer Kuscheln und Feuerwehrübungen – ist derzeit wichtiger für Sie als Schlaf.
3. Atmen Sie. Wenn Sie nun, dem Melatonin sei Dank, zwar gut eingepennt sind, aber sich dann nachts von der linken Sorgenseite auf die rechte wälzen, machen Sie es wie ich: Legen Sie eine Mini-Wim-Hof-Session ein. Also nicht dreißigmal tief ein- und ausatmen vorm Luftanhalten, sondern nur zehn- oder fünfzehnmal, und das richtig

» ***Melatonin ist besser als jedes noch so bewährte Schlafmittel. Und nichts – außer Kuscheln und Feuerwehrübungen – ist derzeit wichtiger für Sie als Schlaf.***

locker. Luft anhalten ohne Retention-Time-Egoporno, ganz ohne Stoppuhr, entspannt, im Dunkeln. Nach dem zweiten Durchgang biegen Sie links ab ins Land der Träume.

4. Lithium. Ich meine nicht, dass Sie Lithium-Aktien kaufen oder an der Batterie Ihres E-Autos herumnuckeln sollen. Ich meine, dass Sie Ihren Organismus mit dem Spurenelement Lithium aufladen sollen. Lithium wirkt (in geringen Dosen, Obacht!) stimmungsaufhellend. Gibt es als verkapseltes Supplement oder als Bestandteil von manchen Heilwässern. Ich kenne zwei mit beeindruckendem Lithiumgehalt: Das Wasser aus der Annaquelle in Maltern in der Buckligen Welt in Niederösterreich, das gibt es allerdings nur vor Ort. Und das Wasser aus Thalheim in der Steiermark, das gibt es im Supermarkt Ihres Vertrauens.
5. Gluten. Lassen Sie das Zeug verdammt noch mal endlich eine Zeit lang weg, vorgenommen haben Sie es sich ja eh schon lang genug. Ist Ihr Darm nicht mit einer Eliteeinheit von Mikroben-Gladiatoren besiedelt und verfügen Sie nicht über die stabilste Darmwand der Welt, haben Sie eine sehr gute Chance, dass Gluten allein Sie depressiver macht, als ein übermotiviertes Virus oder ein wild gewordener Ex-KGB-Agent gemeinsam es jemals zusammenbringen könnten.

* Für alle, die nach 1975 geboren wurden: Es ist *The Time of My Life*.

** Ich habe mir (verraten Sie mich nicht!) zum Einschlafen von meiner Tochter ihren Glücksaffen geliehen. Meine Schlafwerte waren reproduzierbar über mehrere Nächte verblüffend gut.

## SO HACKT DER PROFI
## ANDREAS BREITFELD

Es mag ein wenig unromantisch und technisch klingen, aber es gibt eine ganze Reihe von Tricks und Hacks, um unbeschwerter, besser gelaunt und zuversichtlicher durchs Leben zu gehen.

### 107. DIE 100 PROZENT DES WOHLFÜHLENS

Stefans Beitrag entstand unter einem sehr wolkenverhangenen Himmel: die gesellschaftlichen und wirtschaftlichen Nachwehen der ganzen Coronasache, der Krieg in der Ukraine, die generelle ökologische Zuspitzung. Ich weiß nicht, wie sich die globale, wie sich unsere gesellschaftliche und Ihre persönliche Situation verhält, während Sie dieses Kapitel lesen, aber das spielt in Wahrheit ja auch keine Rolle: Lebensfreude entsteht sowieso in Ihnen.

» ***Lebensfreude ist nicht das Ergebnis äußerer Einflüsse. Lebensfreude entsteht in Ihnen.***

Also kopfüber rein in unser abschließendes Kapitel: Wie funktioniert sich wohlzufühlen eigentlich, wie entstehen Lebensfreude, Vitalität, Antrieb? Und was tut man, um sich wohler zu fühlen?

Die allgemeine Antwort: Das Wichtigste ist, sich ein Gerüst aus guten Gewohnheiten zu schaffen und zu wissen, warum man tut, was man tut. Da bewegen wir uns also im Großraum Lebensstil, und dort finden wir rund 60 Prozent der Antworten auf unsere Fragen, da können Sie wirklich sehr viel tun. Der Rest teilt sich auf in – legale – Substanzen und in den Rest, da geht es um Dinge wie »Non-Sleep Deep Rest«-Meditationen, Atemübungen und Ähnliches.

## 108. DIE WICHTIGSTE ANTWORT GIBT HARVARD

Die am längsten laufende Studie der Welt begann im Jahr 1938 nach dem Grund zu suchen, der Menschen ein glückliches, gesundes, langes Leben führen lässt. Ich erwähne diese Studie wahnsinnig gern, gerade weil sie uns Biohacker so wunderbar auf den Boden zurückholt. Die Studie hat nämlich herausgefunden, dass es nicht das Einkommen oder die Schlafqualität ist, die über den größten Hebel für unsere körperliche, geistige und seelische Gesundheit verfügt, nicht Bewegung oder Ernährung, nicht ob wir rauchen und trinken oder abstinent leben. Den größten Einfluss darauf, wie lange es uns wie gut geht, hat die Qualität unserer Beziehungen, und zwar unserer Paar-, dicht gefolgt von unseren freundschaftlichen Beziehungen und von unserer Eingebundenheit in die Gesellschaft.

Wir haben in unserem Buch nun 18 Kapitel lang über mitunter doch ein wenig exotisch anmutende Hacks gesprochen, über Kälteexposition und Ernährung, über Fasten und Gentests, Nahrungsergänzungsmittel und den korrekten Einsatz von Lichtfrequenzen. Aber der mächtigste

Hebel, den Sie selbst in der Hand haben, ist ein ganz einfacher: die Liebe und Verbundenheit zu anderen Menschen.

Ich finde, das ist eine wunderbare Nachricht, gerade für uns Biohacker.

Denn die Ergebnisse aus Harvard ermahnen uns, dass die Optimierung der eigenen Gesundheit und Leistungsfähigkeit keine grimmige Nabelschau ist, sondern etwas Offenes und Zugewandtes. Selbstoptimierung funktioniert nicht gegen andere, sondern nur in Verbindung mit anderen.

## 109. DIE CHEMIE DER LIEBE

Wenn wir in die Liebe eintauchen, biochemisch, dann empfängt uns ein ganzer Cocktail an Hormonen, aus Dopamin, Oxytocin, Prolaktin, Serotonin.

Dopamin ist uns ja schon an anderer Stelle dieses Buches begegnet, da ging es um Ernährung und um die Verführungsmacht, die von jenem Dopamin ausgeht, das wir als Reaktion auf Fertignahrung, Social Media und Pornografie ausschütten. Wir reden, wenn Dopamin auf diese künstliche und gesundheitsschädigende Weise getriggert wird, von »billigem« Dopamin.

Dopamin lässt uns aber nicht nur geistesabwesend durch Instagram scrollen oder Fertigpizza in uns reinschaufeln, sondern Dopamin sichert auch die Erhaltung der menschlichen Art. Denn Dopamin ist der Grund, warum wir uns in jemand anderen verlieben. Es ist Dopamin, das uns nach jemand anderem verrückt sein lässt, das uns nicht schlafen lässt vor lauter Schmetterlingen im Bauch. Die ersten vier Monate einer neuen Beziehung sind ein einziges, wunderbares, lustvolles Dopaminvollbad.

Erst nach vier rauschhaften Monaten sinken die Dopaminspiegel wieder auf das Normallevel. Dieses Absinken sorgt für die nötige Beruhigung im System, entlässt die Schmetterlinge wieder ins Freie, reguliert die Frequenz des sexuellen Kontakts und verändert die Qualität der Beziehung. Was sich vielleicht ein bisschen nach Beziehungskater anfühlt, ist ganz im Sinne der Natur: Denn in diesen vier hochintensiven Monaten haben wir doch mit ernst zu nehmender Wahrscheinlichkeit Nachwuchs gezeugt. Damit sind wir unserem evolutionären Auftrag der Arterhaltung nachgekommen und somit in der evolutionären Karriere vom Liebespaar zum Elternpaar aufgestiegen. (Richtig, die Natur hat keinen ausgeprägten Sinn für Romantik.)

Ein anderes Hormon übernimmt nun eine immer wesentlichere Rolle, das Prolaktin. Es ist ein Hormon, das nicht das Geringste mit erotischer Anziehung oder zwischenmenschlichem Knistern zu tun hat, sondern mit dem Gegenteil: Prolaktin steht für Vertrautheit, Verbundenheit, für Sonntagvormittage im ausgebeulten Jogger und dafür, dass man guten Gewissens getragene Socken und Unterwäsche im Badezimmer rumliegen lässt.

Wir sind mit dieser Veränderung im Charakter unserer Paarbeziehungen Millionen Jahre lang ziemlich gut zurechtgekommen. Nun leben wir aber in unserer dopaminüberfluteten Welt, und das führt bei immer mehr Menschen nach Ablauf der heißen Verliebtheitsphase zu einem Gefühl der Unruhe und Leere – und zu einer hastigen Neuorientierung auf der Suche nach den nächsten vier rauschhaften Monaten.

Sie können diesem natürlichen Vier-Monats-Limit zwar ein Schnippchen schlagen, indem Sie eine Fernbeziehung führen oder bewusst immer wieder Abstand voneinander nehmen. Abstand verlängert diese erste Beziehungsphase, aber nicht bis in alle Ewigkeit: Irgendwann ist das Beziehungsdopamin weg, und übrig bleibt Prolaktin-Leben. Sich damit abzufinden ist tatsächlich ein wesentlicher Schritt in eine tiefe, dauerhaft erfüllende Beziehung – und damit das Fundament für ein langes, glückliches, gesundes Leben.

# 110. DOPAMIN, DAS ZWEISCHNEIDIGE SCHWERT

Leben wir also ohne Dopamin besser? Nein! Die richtige Dosis Dopamin, ausgeschüttet aus den richtigen Gründen zur richtigen Zeit, ist unser Lebenskerosin. Dopamin ist der stärkste Antrieb, den wir haben: unverzichtbar, aber eben auch gefährlich. Dopamin lässt uns Neues erfinden, lässt uns an unseren Plänen und Träumen arbeiten, Dopamin lässt uns Berge besteigen und neue Beziehungen eingehen, Dopamin lässt uns Kunstwerke erschaffen und Fußball-Weltmeisterschaften gewinnen. Aber es lässt uns eben auch zu Alkohol, Nikotin und Kokain greifen, zu schnell Auto fahren und zu viel Geld im Casino riskieren, ohne Dopamin gäbe es keinen Drogenhandel, keine Pornografie und keine Prostitution.

Dopamin zu beherrschen, den eigenen Umgang mit Dopamin in der Hand zu haben ist ein Rezept für ein glückliches Leben. Und dazu gehört der bewusste Einsatz von Dopamin-Triggern.

Licht zum Beispiel ist so ein gesunder Dopamin-Trigger. Wenn Sie sich also morgens und vormittags Licht aussetzen, im besten Fall natürlichem Licht im Freien, hebt das Ihren Dopaminspiegel auf natürliche Art, Faustregel: 15 bis 20 Minuten innerhalb der ersten 3 Stunden nach dem Aufwachen.

Auch Kälte ist so ein gesunder Dopamin-Trigger: Kalt duschen, eisbaden, wir hatten das Thema schon. Wenn Sie sich also morgens in Fahrt bringen möchten, wenn Sie natürliche Energie ins System pumpen möchten, dann sind Kälte und Licht die besten Ideen.

Ebenfalls gut, um Ihren Dopaminspiegel zu pushen: Musik. Wir reden hier nicht von barocker Kammermusik, sondern von deftigerer Kost. Wenn Sie aus dem Eisbad steigen und sich eine Nummer in der Liga von »We Will Rock You« oder »Seven Nation Army« reinziehen, dreht das Ihren Dopaminregler ganz nach rechts.

Ebenso wie Sie morgens Ihren Dopaminspiegel auf natürliche Art aufpumpen wollen, wollen Sie ihn abends entspannt auslaufen lassen. Also ab dem Nachmittag kein grelles Licht mehr, kein Eisbad, kein Koffein.

Manche Berufe stehen im Gegensatz zu einem natürlichen Dopamin-Rhythmus: Wenn Sie Musiker sind und abends vor Tausenden Fans Ihr Konzert spielen, wenn Sie als Profisportler abends das Siegestor in einem Champions-League-Match schießen – das mag Sie reich und berühmt machen, aber es ist kein Lebensrhythmus, der zu Ihrem Lebensglück beiträgt. (Sollten Sie sich in diesem Dilemma des Abwägens von Weltruhm und Lebensfreude befinden: Würde jetzt zu weit führen, aber man kann einiges tun.)

» ***Dopamin zu beherrschen, den eigenen Umgang mit Dopamin in der Hand zu haben ist ein Rezept für ein glückliches Leben. Und dazu gehört der bewusste Einsatz von Dopamin-Triggern.***

# 111. ENTZÜNDUNG MACHT DEPRESSIV

Ein ganz wichtiger Punkt, wenn es um unsere Laune geht und um unsere Widerstandskraft gegen depressive Verstimmungen aller Art, ist das Thema der niederschwelligen Entzündungen. Hatten wir in diesem Buch schon, ich weiß, im Zusammenhang mit unserer Lebensenergie und Lebensfreude muss man Entzündungen aber erwähnen, insbesondere die Entzündungen im Gehirn, die sogenannte Neuroinflammation.

Niederschwellige Entzündungen schwächen die Blut-Hirn-Schranke, also die wichtigste Schutzbarriere unseres Gehirns, und überwinden sie. Ihr Gehirn wird von Entzündungsbotenstoffen geflutet und verliert dramatisch an Leistungsfähigkeit.

Was tun, um Ihr Gehirn vor Entzündungen zu schützen? Zunächst messen Sie bitte regelmäßig die drei wesentlichsten Marker für diese gefährlichen Entzündungen: Interleukin-6, hochsensitives CRP und TNF-alpha.

Sind diese Werte erhöht, steigt die Wahrscheinlichkeit einer Neigung zu depressiven Verstimmungen enorm. Und man kann wirklich viel tun, um diese Werte in den Griff zu kriegen, vor allem ist hier Algen- bzw. Fischöl zu erwähnen, hatten wir an anderer Stelle schon, begegnet uns hier wieder: Ich empfehle mindestens vier bis fünf Gramm, zweimal täglich, insbesondere EPA ist in diesem Zusammenhang wichtig. (In Fischöl ist üblicherweise verhältnismäßig mehr EPA enthalten, in Algenöl mehr DHA.)

Entzündung hat immer auch mit Darmgesundheit zu tun, insbesondere mit *leaky gut* – bitte im Bedarfsfall auch hier einmal im Labor drauf schauen lassen. Und wir begegnen, wann immer von Entzündungen die Rede ist, auch dem Thema Kälte. Eisbaden nach der Worseck-Formel »eine Minute pro Grad«, zwei- bis dreimal pro Woche, ist eine unbedingte Empfehlung, wenn Sie mit Stimmungsschwankungen zu kämpfen haben. Ihr Eisbad wirkt übrigens doppelt: hemmt entzündliche Prozesse und schüttet, wie oben schon erwähnt, gesundes Dopamin aus.

## 112. LITHIUM, LSD, VITAMIN D BRINGEN SONNE INS HERZ

Ein Fixstarter auf dem Weg hin zu mehr Lebensfreude ist Vitamin D. Bitte den Spiegel messen und, wenn der nicht am oberen Rand des empfohlenen Korridors liegt, nachlegen. Im Winter durch Supplementation und dosierte UV-B-Exposition (ich folge da der Dreier-Formel: dreimal wöchentlich drei Minuten pro Körperseite in drei Metern Abstand zu einer UV-B-Reptilienlampe), im Sommer durch Sonne. Vitamin D ist nicht nur ein zentral wirksamer Nährstoff, sondern auch ein Marker für einen gesunden Lebenswandel – sich im dunklen Zimmer einzusperren und Vitamin-D-Tropfen einzuwerfen scheint nach aktuellen Erkenntnissen viel weniger effektiv zu sein, als man das jahrelang dachte.

Das Spurenelement Lithium ist ein ernst zu nehmendes Thema, wenn es um trübe Laune geht. Lithiumorotat, das es als Nahrungsergänzungsmittel zu kaufen gibt, ist da eine geeignete Verbindung.

Es klingt kontroversiell, und noch nicht sind alle Behörden überzeugt, aber das Microdosing psychoaktiver Substanzen ist meiner Meinung und Erfahrung nach ein extrem wirksames Mittel der Unterstützung der mentalen Gesundheit. Wir sprechen hier vor allem von Psilocybin, einem Wirkstoff aus Pilzen, und von LSD. Microdosing bedeutet, dass man diese Wirkstoffe in ungefähr einem Zehntel jener Dosis verabreicht, die für einen Trip nötig wäre. Microdosing verändert nichts an der Oberfläche der Wahrnehmung, verursacht keine Sprachstörungen oder Ähnliches. Microdosing bedeutet einfach: etwas bessere Laune, etwas mehr mentale Stabilität, etwas mehr Antrieb, etwas mehr Sonne im Gemüt.

Alles, was wir mittlerweile über Microdosing wissen, ist mehr als ermutigend: Es scheint tatsächlich diese sanft unterstützende Wirkung zu haben, es scheint auch keinerlei Abhängigkeiten zu erzeugen.

Wenn man sich das Spektrum der Nebenwirkungen handelsüblicher Serotonin-Wiederaufnahme-Hemmer ansieht, ist Microdosing eine mehr als nur vielversprechende Perspektive. Unter Biohackern ist Microdosing mittlerweile völlig etabliert.

Noch weiter gehen Studien, die psychoaktive Substanzen in höheren Dosierungen einsetzen, um Psychotherapien zu unterstützen – und aus den laufenden Studien atemberaubend gute Erfolge bei der Behandlung von therapieresistenten Depressionen vermelden. Wir reden da aber von so ernsthaften Dosierungen, dass von einer Einnahme ohne kompetente therapeutische Begleitung absolut abzuraten ist: Don't try this at home, ich mein's ernst.

## DIE KLASSIKER FÜR EINEN RUHIGEN GEIST

- Nur weil es Ihnen schon hundertfach empfohlen wurde, ist es deswegen ja nicht verkehrt: Üben Sie sich in Dankbarkeit. Dankbarkeit ist ein wunderbarer Seelenberuhiger, nimmt Druck aus dem System, dämpft Cortisol und Adrenalin. Egal für welches Ritual Sie sich entscheiden (ein klassisches Dankbarkeitstagebuch scheint am effektivsten): Ziehen Sie's zwei, besser drei oder vier Wochen durch, das bedeutet morgens und abends jeweils ein Investment von vielleicht drei Minuten und zahlt sich in den allermeisten Fällen wirklich aus.
- Zweiter Klassiker: Atemübungen. Bei jedem Einatmen aktivieren Sie den Sympathikus, also jenen Teil Ihres autonomen

Nervensystems, der für Aktivität steht, für Anspannung. Und mit jedem Ausatmen aktivieren Sie Ihren Parasympathikus, das ist der Gegenspieler des Sympathikus, er sorgt für Ruhe und Entspannung. Das bedeutet: Mit jeder Atemübung, bei der Sie länger aus- als einatmen, aktivieren Sie Ihren Parasympathikus und sorgen damit für Entspannung. Drei Minuten durchhalten, wirkt garantiert! Ebenfalls erprobt ist die antidepressive Wirkung der Hyperventilationsatmung, da kann man durchaus zur Wim-Hof-Technik greifen oder zur sogenannten Feueratmung, die man aus dem Yoga kennt.

- NSDR ist kurz für Non-Sleep Deep Rest, das ist eine Entspannungs-Meditationstechnik. Unser Freund Andrew Huberman hat eine zehnminütige NSDR-Session auf Youtube gestellt, suchen Sie einfach nach »Non-Sleep Deep Rest with Dr. Andrew Huberman«.
- Abschließend: Machen Sie gute Miene zum bösen Spiel, und zwar buchstäblich! Grinsen ist ein viel mächtigeres Tool, als Sie denken. Egal ob mit Spiegel oder ohne: Ziehen Sie das breitestmögliche Grinsen über Ihr Gesicht. Erbarmungslos, wie der Joker über die »Batman«-Kinoleinwand. Halten Sie durch, mindestens 60, besser 120 Sekunden lang. Damit tricksen Sie Ihr Gehirn aus. Das Gehirn registriert nämlich die Aktivierung der insgesamt 17 fürs Grinsen nötigen Gesichtsmuskeln, schließt daraus, dass es für dieses Grinsen wohl einen Grund geben muss, und tut (ein wenig verwirrt, aber doch folgsam) das, was es tun muss, wenn etwas Erfreuliches passiert ist: Es wirft die Produktion von Dopamin und Serotonin an.

# AUF WIEDERSEHEN!

19 Kapitel waren das jetzt, 19 große Schritte zu einem besseren, gesünderen und längeren Leben. (Haben wir schon erwähnt, dass Biohacker »Healthspan« meinen und nicht »Lifespan«, wenn sie von einem längeren Leben sprechen?) Unzählige Tipps, Ideen, Anregungen waren dabei.

Der wichtigste Tipp kommt möglicherweise jetzt:

Gehen Sie's ruhig an.

Wirklich.

Haben Sie keine Angst, sich zu unterfordern.

Fügen Sie unscheinbar kleine Maßnahmen zu Routinen zusammen, die Sie durch den Tag begleiten, je unauffälliger und müheloser, desto besser. Unterschätzen Sie bitte nicht die Wirkkraft kleiner, alltäglicher Gewohnheiten, und überschätzen Sie bitte nicht die Durchhaltekraft Ihrer Disziplin, große Änderungen in Ihr Leben zu wuchten.

Die größten Fortschritte schaffen Sie in kleinen, beharrlichen Schritten.

Wohin Sie diese Schritte führen? Bestimmen Sie es selbst. Sehen Sie Ihre Reise in ein Leben als Biohackerin oder Biohacker als eine Expedition, finden Sie Freude daran, Verantwortung für Ihr Wohlbefinden zu übernehmen.

Beginnen Sie Ihren Weg mit einigen Fragen:

**Wo soll es denn am Ende hingehen?**

Definieren Sie ein verlockendes, großes, fernes Ziel, tauchen Sie mit all Ihren Sinnen ein. Und tun Sie das in der beruhigenden Gewissheit: Es geht nicht darum, dieses Ziel zu erreichen, sondern nach ihm zu streben.

**Welche Hindernisse auf dem Weg kennen Sie schon?**
Seien Sie versichert: Weitere werden sich auf dem Weg vor Ihnen aufbauen. Biohacking liefert umso mehr Fragen, je mehr Antworten Sie gefunden haben.

**Welche Zwischenziele möchten Sie sich setzen?**
Die werden Sie auch erreichen, schneller als erwartet. Legen Sie sich die Latte zu Beginn einfach nicht zu hoch. Biohacking ist Way of Life, nicht Leistungssport.

**Auf welchen Etappen könnte es Sinn ergeben, sich Support zu holen?**
Hier stehen wir gerne bereit: mit unserem wöchentlichen gemeinsamen Podcast *Die Biohacking-Praxis*, mit Stefans Kolumne, die alle zwei Monate im Magazin *carpe diem* erscheint. Auf unserer Website *die-biohacker.com*, die persönliche Empfehlungen zu Produkten und Angeboten aus der Welt des Biohackings enthält, und vor allem natürlich, wenn's wirklich individuell sein soll, in Andreas' Biohacking-Lab. Andreas begleitet und unterstützt Menschen wie Sie sehr gerne auf ihrem Weg in ein besseres, gesünderes, längeres Leben, besuchen Sie ihn einfach auf *breitfeld-biohacking.com.*

Wenn Sie sich dazu Gedanken gemacht haben, legen Sie los.

Viel Spaß dabei, und wie gesagt: Auf Wiedersehen, wir meinen's gerne wörtlich.

Ihr

ANDREAS BREITFELD

STEFAN WAGNER

# STICHWORT-VERZEICHNIS

Aminosäuren 31, 42, 55, 149, 221
Antioxidantien 13, 33, 60, 62, 65, 158, 171
Apherese 186, 251ff, 218, 222ff
Apigenin 55
Arginin 110, 193, 198
Atemübungen 57f, 60, 64, 103ff, 113, 186f, 198, 215, 238f
Barfußgehen 8, 12, 81, 101, 115, 121
Beziehungen 45, 226, 231ff
Binaturale Beats 23, 137
Blaulicht 13, 32, 73f, 122, 150ff, 155, 157
Bloodflow-Restriction-Training 79, 87f
Blueblocker-Brille 13, 32, 41, 44, 150, 152ff, 228
Blutbild 17, 49, 51, 199f
Blutspende 216f, 219ff
Blutzucker 29, 48, 71, 73, 90, 129, 161, 172f, 179
Bulletproof Coffee 13
Chagatee 13, 58
Citrullin 110, 198
Coenzym Q10 62
Dankbarkeitstagebuch 11, 115, 135, 238
DHEA 35
Eisbad 7f, 137, 142f, 145, 180f, 185ff, 189, 224, 234ff
Eisen 219f, 222
Erdung 11f, 121
Fasten 8, 12, 115, 135, 163, 198, 231
GABA 31, 55
Gefiltertes Wasser 12, 191
Gentest 190f, 194ff, 231
Gewichtsrucksack 84f, 101, 172
Glutathion 62, 171
Glycin 18, 31, 42, 48, 52, 55, 120, 193
Grüntee 13
Herzratenvariabilitätsmessung 11, 15, 24, 30, 71, 73, 113, 137f, 169
High-Intensity-Intervalltraining 84, 109
Hyperbare Sauerstofftherapie 115, 215
Infrarot 8, 74, 115, 165
Infusion 8, 220, 222
Ingwer 3, 165
Inuspherese 225
Kalium 17
Kettlebell 84

Koffein 131f, 189, 235
Kombucha 12, 23
Krafttraining 64, 71, 79, 85f, 90f, 109, 162, 165, 171, 172, 187
Kurkuma 11, 165
Lichtwecker 29
Lithium 23f, 229, 237
Longevity 7, 44, 61, 166, 172, 193, 195, 212, 226
Magnesium 13, 17f, 31, 37, 46ff, 63, 129
Magnetfeldtherapie 74
Melatonin 13, 24, 32f, 37, 122f, 146, 148f, 156ff, 228
Microdosing 237f
Mikrostrom 43, 71, 75f
Mouth Taping 57, 111f
Nüchterntraining 86, 161
Ölziehen 11
Omega-3-Fettsäuren 61, 165, 193, 221
Oxytocin 35, 117, 136, 144, 219, 227, 232
Polyphenole 13, 58
Prolaktin 232f
Rote-Bete-Saft 110, 198
Rotlicht 29, 43, 59, 69, 74ff, 118f, 152, 157
Schlaftracking 8, 24, 30ff, 58, 71ff, 138, 191
Selen 54, 62, 129
Sonnenlicht 18, 45, 118, 120, 122f, 125, 147, 150, 203
Spazierengehen 81f, 84ff, 94ff, 99f, 109, 112, 117, 124f, 172, 179, 182, 184f
Tabata-Training 81, 87, 115
Tapping 75
Theanin 31, 55
Vitamin B 30
Vitamin C 42, 62, 129
Vitamin D 13, 17, 47, 50, 54, 123, 129, 191, 237
Wasserstoffwasser 56, 58ff, 62ff
Zink 124, 129
Zungenschaben 11

# DIE AUTOREN

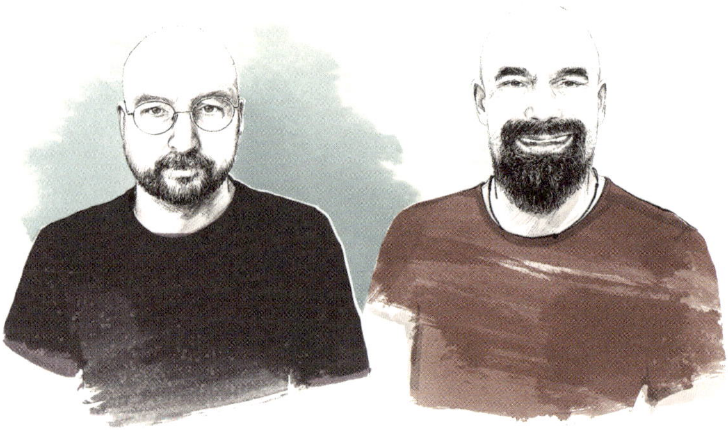

**STEFAN WAGNER**, geboren 1968 in Wien, arbeitet als Autor und Werber. Er nutzt Biohacking, um seine Gesundheit und Leistungsfähigkeit zu optimieren.

**ANDREAS BREITFELD**, geboren 1973 in München, ist Deutschlands führender Biohacker. Der frühere PR-Unternehmer betreibt in München ein Biohacking-Lab und coacht Menschen, die ihr Leben verbessern möchten.

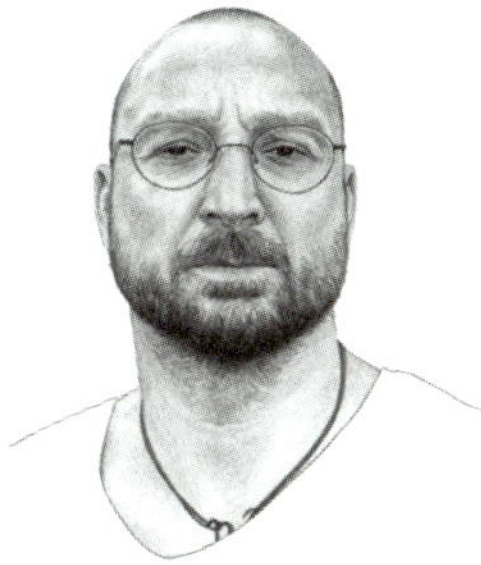



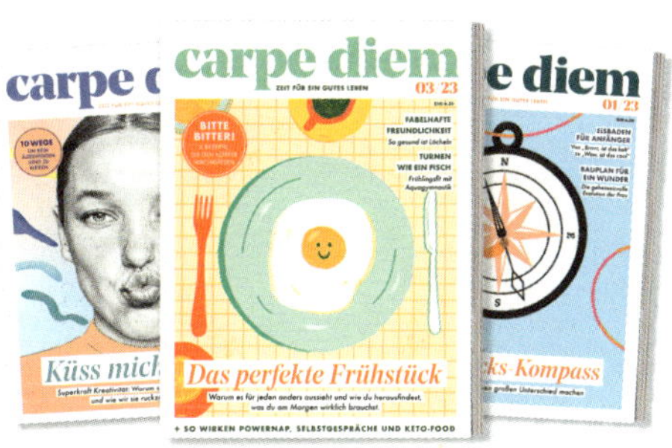
carpe diem
ZEIT FÜR EIN GUTES LEBEN
03/23
FABELHAFTE FREUNDLICHKEIT
TURNEN WIE EIN FISCH
BITTE BITTER!
Das perfekte Frühstück
Warum es für jeden anders aussieht und wie du herausfindest, was du am Morgen wirklich brauchst
+ SO WIRKEN POWERNAP, SELBSTGESPRÄCHE UND KETO-FOOD
Küss mich
e diem
01/23
EISBADEN FÜR ANFÄNGER
BAUPLAN FÜR EIN WUNDER
ks-Kompass

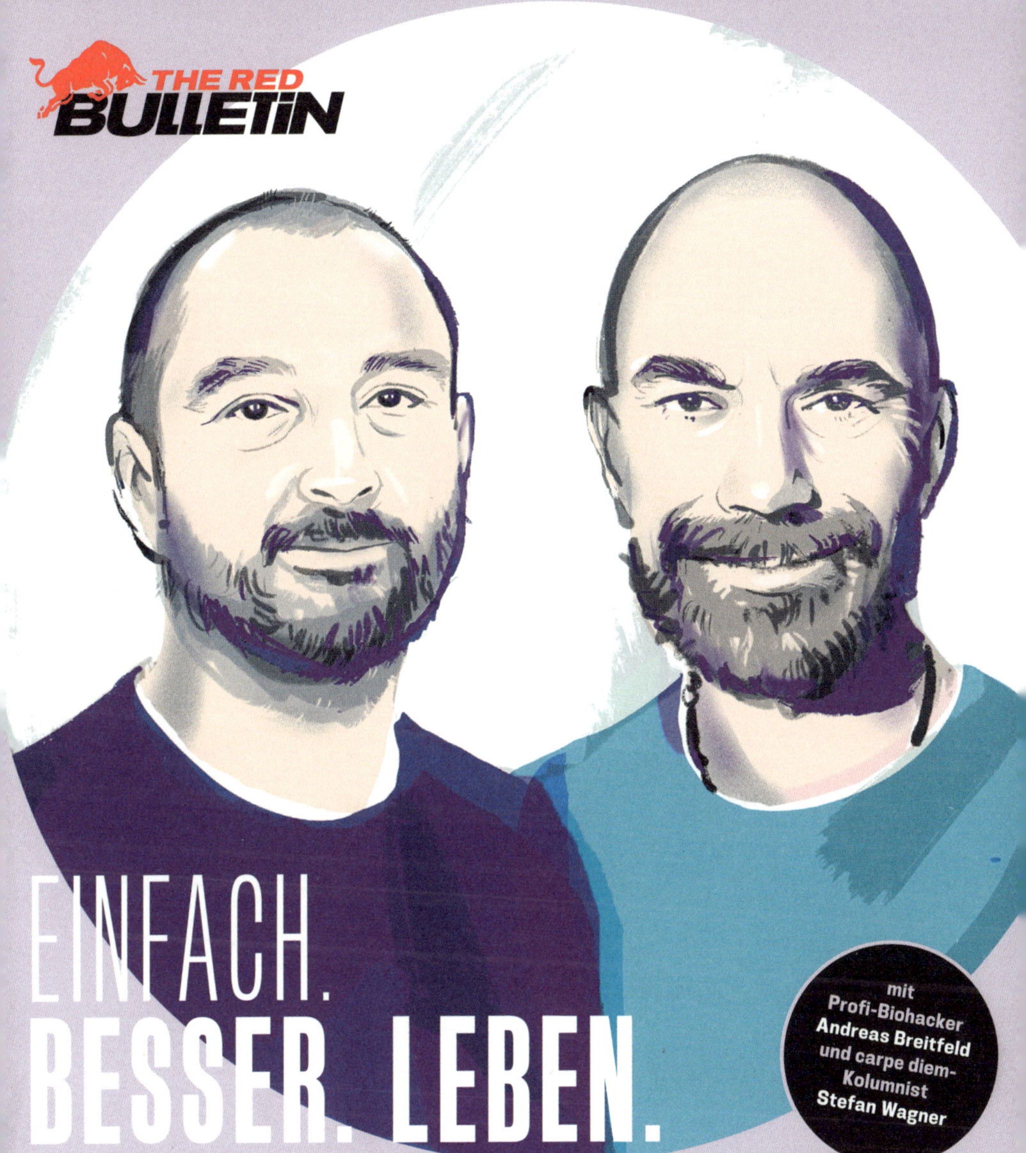
THE RED BULLETIN
EINFACH.
BESSER. LEBEN.
mit Profi-Biohacker Andreas Breitfeld und carpe diem-Kolumnist Stefan Wagner

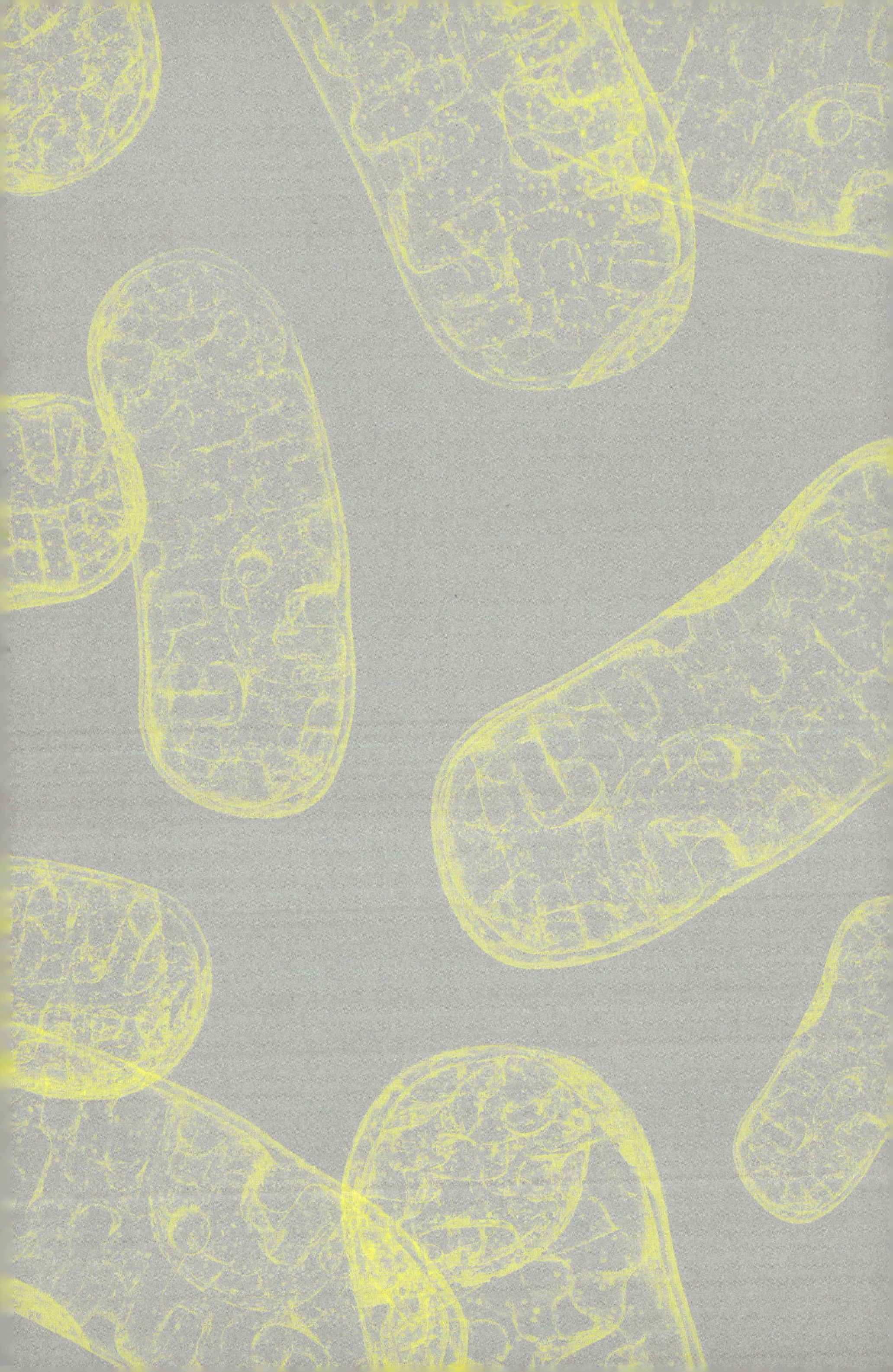